# Como Educar Crianças de Temperamento Forte

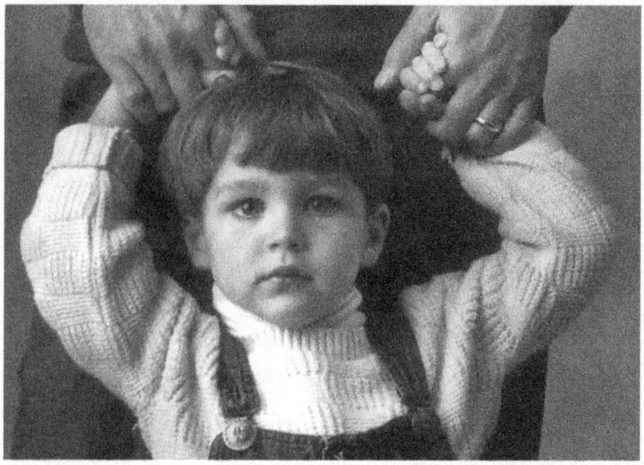

# Como Educar Crianças de Temperamento Forte

Programa Clinicamente Comprovado de Cinco Semanas para Pais de Crianças de Dois a Seis Anos de Idade

REX FOREHAND, PH. D.
NICHOLAS LONG, PH. D.

M.BOOKS

M.Books do Brasil Editora Ltda.

Rua Jorge Americano, 61 - Alto da Lapa
05083-130 - São Paulo - SP - Telefones: (11) 3645-0409/(11) 3645-0410
Fax: (11) 3832-0335 - e-mail: vendas@mbooks.com.br
www.mbooks.com.br

**Dados de Catalogação na Publicação**

Forehand, Rex & Long, Nicholas
Como Educar Crianças de Temperamento Forte
2003 — São Paulo — M. Books do Brasil Editora Ltda.
1. Parenting

ISBN: 85-89384-17-9

Do original: Parenting the Strong-Willed Child



*Editor: Milton Mira de Assumpção Filho*

**Produção Editorial**
Ana Bimontti

**Tradução**
Maria Lúcia Rosa

**Capa**
J.A.G
(*Projeto Original*: Amy Yung
*Foto*: © Morton Shapiro/Ibid)

**Editoração e Fotolitos**
**J.A.G** Editoração e Artes Gráficas Ltda.

2003
1ª edição

Este livro é dedicado aos
muitos pais de filhos com
temperamento forte.

# Sumário

# Prefácio

Ser pais é uma das tarefas mais difíceis que nós, como adultos, podemos enfrentar. Quase todos nós recebemos treinamento para assumir nossas ocupações do dia-a-dia; no entanto, entramos no mundo da paternidade com pouca instrução ou orientação. Consequentemente, usamos a estratégia da tentativa e erro em nosso empenho para sermos bons pais. Infelizmente, com uma criança de temperamento forte, há pouco tempo para tentar e nenhum para errar. Você precisa de habilidades efetivas, e precisa delas agora! A primeira edição deste livro foi bem-recebida pelos pais de crianças com esse temperamento e por profissionais que trabalham com esses pais e seus filhos. Com base nesse feedback e nos avanços na literatura científica, decidimos lançar esta edição atualizada e ampliada. Além de atualizar a primeira edição, acrescentamos alguns capítulos, que diferenciam o temperamento forte do transtorno de déficit de atenção/hiperatividade (TDAH) e outros sobre como ajudar seu filho a resolver problemas com colegas. Talvez quase tão complicado quanto educar uma criança de temperamento forte seja escrever um livro sobre como educá-la. É preciso acreditar que podemos ajudar os pais a passarem por situações difíceis com seus filhos. Felizmente, somando nossas experiências, passamos mais de quarenta anos desenvolvendo e avaliando programas para os pais dessas crianças. Da pesquisa de dados coletados sistematicamente e dos relatórios de muitos pais com quem trabalhamos, sabemos que as habilidades que ensinamos têm ajudado os pais a aprimorarem o relacionamento com seus filhos. Essas habilidades também ajudam a diminuir problemas de comportamento associados a essas crianças, possibilitando a elas capitalizar os aspectos positivos de suas características pessoais.

Além de nossa pesquisa e do trabalho clínico com pais e seus filhos de temperamento forte, trazemos para este livro nossa experiência como pais. A experiência pessoal é uma boa parte do que aparece em todo o livro. Sabemos que a tarefa de ser pais não é fácil, sob as melhores condições. Reconhecemos as dificuldades em aplicar as habilidades ensinadas neste livro. Sabemos dos altos e baixos, pois passamos pela mesma situação, e isso nos ajudou a sermos realistas em nosso aconselhamento sobre o assunto.

Desde a primeira edição deste livro tem havido controvérsias sobre a extensão da influência dos pais sobre seus filhos. Em particular, Judith R. Harris, em seu livro *The Nurture Assumption: Why Children Turn Out the Way They Do* (The Free Press), tem questionado a importância da influência dos pais. Contrariamente, nossa visão, bem como aquela de muitos outros cientistas comportamentais, é que os pais fazem diferença! Como discutiremos nos Capítulos 1 e 3, pode haver outras influências no comportamento das crianças; no entanto, os pais têm uma grande influência, principalmente sobre filhos pequenos.

Esta edição não podia ter sido escrita sem o trabalho diligente de muitas pessoas. Três pessoas se destacam. Com paciência e incentivo constante, Sandy Gary digitou inúmeras versões do manuscrito. Sem ela, a edição revisada e atualizada não teria saído! Anne Shaffer e Missy Bonnell leram a primeira versão deste livro e fizeram comentários de grande utilidade. Essas pessoas foram muito além de seu dever, e reconhecemos imensamente seus esforços! Também agradecemos a Andréa Chronis, por seus comentários úteis sobre o Capítulo 4.

Agradecemos a Judith McCarthy, da Contemporary Books, pelo apoio, incentivo e feedback que nos deu. Suas habilidades vão muito além daquelas que costumam ser associadas ao papel de editor. Também queremos agradecer a Michele Pezzutti e à sua equipe da Contemporary Books por suas valiosas contribuições.

À medida que você for lendo este livro, perceberá que o apoio, o amor e a aprendizagem passados por uma família nunca devem ser subestimados. Sem dúvida, é este o caso de ambos os autores. Nossos filhos cresceram bastante, desde a primeira edição do livro, e uma delas se tornou mãe! Aprendemos muito sobre a paternidade com nossos filhos, e também com seus companheiros e pais, durante estes seis anos; entretanto acreditamos que os agradecimentos feitos na primeira edição ainda se aplicam. Assim, estamos satisfeitos em repeti-los aqui.

Rex Forehand teve a sorte de ter recebido apoio, amor e inúmeras experiências de aprendizagem preciosas de seus pais, Rex e Sara Forehand, e de seus filhos, Laura Forehand Wright e Greg Forehand. Obrigado! Talvez só exista uma pessoa que tenha se apaixonado à primeira vista, não tenha amado mais ninguém, tenha a felicidade de ter se casado há 35 anos e mantido um casamento feliz por todo esse tempo. Esta pessoa sou eu. Lell, obrigado por seu apoio, entusiasmo pela vida, força para lutar contra as dificuldades, capacidade de rir no momento mais sombrio e, através de sua necessidade de mudar, pelas experiências novas e melhores em nossas vidas. Mas, o mais importante, obrigado pelo seu amor e por existir!

Nicholas Long também tem sido abençoado com uma família adorável, de quem recebe apoio. Eu gostaria de agradecer a meus pais, John e Jean Long, por me darem exemplos maravilhosos do que significa o amor e a dedicação dos pais. Meu irmão, Adam Long, que nasceu quando eu tinha quinze anos, ajudou-me a perceber o quanto as crianças são maravilhosas e muito influenciou minha decisão de seguir carreira trabalhando com elas. Quero agradecer a meus filhos, Justin e Alex Long, por seu amor e apoio. Sou extremamente feliz por ter dois filhos tão maravilhosos. Finalmente, quero agradecer à minha esposa, Sharon, por ser o que eu considero a melhor mãe do mundo. Você me ensinou muito, com seu amor incondicional, na educação dos filhos!

Provavelmente seja raro dois amigos escreverem duas edições de um livro juntos e aprofundarem a amizade no decorrer desse trabalho. Entretanto foi exatamente isto o que aconteceu no nosso caso. Demos inspiração, apoio e reforço positivo um ao outro. De fato, somos felizes por termos um ao outro como amigo e por termos tido a oportunidade de partilhar a experiência de escrever.

# *Introdução*

*"Os desafios da paternidade são assustadores, mas é recompensador ir ao fundo do que significa ser humano — intimidade, crescimento, aprendizagem e amor."*

*— Carnegie Corporation, 1994*

Os pais de crianças de temperamento forte se sentem frustrados! Eles se frustam por causa do comportamento de seus filhos e também pela falta de apoio e de recursos para ajudá-los a lidar com a situação. Mas tenha certeza de que você não é o único. O mais importante é que há uma estratégia para lidar com os aspectos negativos do comportamento de seu filho de temperamento forte.

Passamos anos desenvolvendo, avaliando e usando um programa de tratamento clínico que trata dos problemas de comportamento (principalmente a não-obediência aos pais) vistos frequentemente em crianças pequenas muito voluntariosas. Desenvolvemos este programa para ajudar principalmente os pais dessas crianças, ensinando técnicas que podem ser aplicadas para melhorar o comportamento de seus filhos.

Nos últimos trinta anos, nós e muitos outros pesquisadores no país estudamos este programa clínico. As pesquisas têm mostrado que o programa é altamente efetivo. Os resultados típicos de famílias que completam o programa incluem a melhora do relacionamento pais-filhos (interações mais positivas), crianças que atendem mais a seus pais e a diminuição dos problemas de comportamento em casa e em outros ambientes, como na pré-escola. As pesquisas que estudam crianças até quinze anos têm constatado que os resultados benéficos são duradouros após a conclusão deste programa.

Visto que o programa funciona tão bem, escrevemos sobre ele em muitas revistas e livros. Ensinamos as técnicas do programa a psicólogos e a outros profissionais, para que pudessem aplicá-las aos pais com quem trabalham.

Estamos comprometidos em ajudar o maior número possível de famílias com crianças de temperamento forte. É por isso que decidimos escrever tanto a primeira quanto as edições revisadas deste livro para pais. O livro abrange a maioria das técnicas de paternidade incluídas em nosso programa clínico. Estamos certos de que os pais poderão aprender essas técnicas clinicamente comprovadas, seguindo as recomendações e os exercícios deste livro. Se aplicar essas técnicas corretamente, o relacionamento com seu filho melhorará e muitos dos problemas associados ao comportamento dele serão reduzidos. Embora este livro tenha nosso programa clínico como base, não substitui a ajuda de um profissional, caso seu filho tenha sérios problemas de comportamento ou hiperatividade (conhecido oficialmente por "transtorno de déficit de atenção/hiperatividade" (veja o Capítulo 4). Se o seu filho apresenta problemas sérios, recomendamos que você consulte o médico dele ou um especialista para uma avaliação e assistência. Entretanto, mesmo que a família tenha uma orientação profissional, estamos certos de que as técnicas apresentadas neste livro poderão contribuir.

## Visão Geral do Livro

Nossa estratégia para tratar do temperamento forte tem três dimensões. A primeira delas vai ajudá-lo a entender o comportamento de seu filho e os vários fatores que influenciam esse comportamento. A segunda dimensão ensina técnicas específicas do ato de ser pais para tratar dos problemas de comportamento mais frequentes em crianças com temperamento forte de dois a seis anos. Já a terceira dimensão vai ajudá-lo a estimular um clima mais satisfatório em sua família e sua casa que tornará as técnicas mais efetivas. Quando combinadas, essas três dimensões formam uma estratégia que você pode usar para entender o comportamento de seu filho e aprender a mudá-lo.

O livro é dividido em quatro partes. Cada uma das três primeiras partes descreve uma dimensão diferente de nossa estratégia para o ato de ser pais. A quarta parte combina o que você aprendeu nas três partes anteriores com outras sugestões práticas, para ajudá-lo a lidar com problemas de comportamento específicos. A Parte I explica os fatores que causam ou contribuem para o temperamento forte de seu filho. Começamos examinando o papel do temperamento como a base para o problema. Então, tratamos de como as reações dos pais ao comportamento dos filhos podem afetar e às vezes agravar realmente o comportamento deles. Em seguida, consideramos de que modo fatores como conflito com o companheiro (ou ex-companheiro), divórcio, humor, alcoolismo e televisão afetam o comportamento de uma criança. Finalmente, como normalmente os pais têm dificuldades em diferenciar o temperamento forte do *transtorno de déficit de atenção/hiperatividade*, encerramos esta parte com um capítulo que trata dessa questão.

As técnicas para a paternidade na Parte II assumem a forma de um programa de cinco semanas que ensina a lidar com os problemas de comportamento associados a uma criança de temperamento forte. Você aprenderá e praticará uma nova habilidade por semana. Ao final de cinco semanas, você deverá notar uma melhora significativa no relacionamento com seu filho e no comportamento dele.

Na Parte III focalizamos maneiras de desenvolver um ambiente mais satisfatório em sua família e em casa. O objetivo dessa parte é promover e manter mudanças de comportamento que ocorreram como resultado do programa de cinco semanas. Os capítulos explicam como você pode tornar o ambiente na sua casa e as interações com a família mais positivos, melhorar suas habilidades de comunicação, ter mais paciência para lidar com seu filho, estimular a auto-estima dele e ensiná-lo a resolver problemas com colegas.

Na Parte IV discutimos estratégias para lidar com problemas de comportamento específicos que costumam ser relatados pelos pais. Cada problema é tratado separadamente, e as recomendações suplementam as habilidades do ato de ser pais discutidas nas Partes II e III.

Desde a primeira edição, o papel da etnia tem sido estudado mais plenamente. Os estudos publicados sugerem que a formação cultural de um pai afeta a criação em si. Entretanto, o comportamento de uma criança de temperamento forte e as dificuldades da paternidade parecem existir em famílias dos grupos mais étnicos. Além disso, as mesmas técnicas — aquelas apresentadas neste livro — são efetivas para pais dos grupos mais étnicos. Você pode precisar adaptá-las ligeiramente, com base em sua formação cultural, mas os princípios básicos do programa são efetivos nas práticas de lidar com crianças de temperamento forte. Esperamos que este livro o ajude a entender o comportamento de seu filho e o ensine a promover e a manter as habilidades aprendidas. Esperamos, ainda, que aprender a usar essas habilidades, juntamente com outras recomendações que damos para tratar efetivamente de suas principais preocupações a respeito do comportamento de seu filho, contribua para sua noção de competência como pai.

**Nota do Autor:** Quando nos referimos a filhos, decidimos usar os pronomes masculinos por questão de facilidade e clareza, e não porque as meninas não possam ter temperamento forte como os meninos. Pela mesma razão de conveniência, quando fazemos referência a pais, mantivemos os pronomes masculinos, mas estamos considerando tanto o pai como a mãe.

# Parte I

# Entendendo o Temperamento Forte de Seu Filho

*Como pais, podemos tratar de maneira mais eficaz o temperamento difícil se entendermos o que é e de onde vem. Se você entender quais os fatores que contribuem para o comportamento de seu filho, terá mais condições de aplicar as mudanças necessárias para tratar o comportamento indesejável. Na Parte I apresentamos nossas opiniões sobre o papel do temperamento na determinação do comportamento de seu filho (Capítulo 1); como suas reações ao comportamento de seu filho podem realmente acentuar o temperamento forte dele (Capítulo 2); como vários fatores dentro e fora da família afetam o comportamento de seu filho (Capítulo 3); e como você pode diferenciar o temperamento forte do transtorno de déficit de atenção/hiperatividade (Capítulo 4).*

# 1

# O Temperamento Forte e Como Tudo Começa

*"Ele nasceu com um temperamento forte!" Foi o que os pais de Tommy nos disseram quando ele tinha dois anos. Horas depois do nascimento de Tommy, as enfermeiras começaram a comentar sobre seu temperamento e como ele era resmungão. Tommy chorava sem parar. Seus pais pensaram que fosse cólica e que seu choro diminuiria quando ele crescesse. Infelizmente, os meses passavam e o choro e as reclamações continuavam. Aos dezoito meses, ele chorava e reclamava persistentemente para ser atendido ou para demonstrar do que não gostava. Ele reclamava e chorava quando tinha de ficar sentado no carrinho, tomar banho, vestir-se, ir para a cama ou fazer qualquer coisa de que não gostasse.*

*Johnny, de quatro anos, era extrovertido e independente. Infelizmente, também era muito exigente. Seus pais e a professora da pré-escola afirmavam que não conheciam ninguém "mais teimoso". Se ele não fizesse as coisas da forma como queria, ficava emburrado e fazia birra. Essas crises incluíam gritar, chorar e bater os pés. Johnny também era muito ativo e dinâmico. Ele não parava nunca e parecia ter uma energia sem limites. Ele caía frequentemente por causa de seu nível de atividade. Embora raramente se machucasse, gritava e agia como se tivesse sido mortalmente ferido.*

*Mary tinha seis anos e estava na pré-escola. Os testes na escola indicaram que ela tinha inteligência e habilidades acadêmicas acima da média. Ela também era muito confiante de suas capacidades e perseverava em atividades desafiadoras, persistindo muito mais tempo nelas depois que a maioria das outras crianças desistia. Entretanto, Mary nunca obedeceu muito a seus pais. Ela não teve esse problema de obediência no maternal, mas infelizmente, quando entrou no pré, sua professora começou a ter problemas em fazer Mary obedecer. No início, Mary simplesmente ignorava as instruções que sua professora lhe dava. Então, passou a desafiá-la abertamente, dizendo "Não, eu não vou fazer isto!" em resposta às instruções de sua professora. Os pais de Mary ficaram preocupados que, apesar de sua inteligência, ela fosse vista pelos professores como uma criança-problema. Eles estavam preocupados que essas percepções e o comportamento de Mary afetassem sua futura educação.*

## O Que É Ter Temperamento Forte?

Os pais de Tommy, Johnny e Mary consideravam que seus filhos tinham temperamento forte. Mas, o que significa de fato ter temperamento forte? Nossa experiência diz que essas crianças em geral são muito independentes. Isso apresenta aspectos muito positivos porque os indivíduos que são independentes costumam ser assertivos, confiantes, determinados e persistentes também. Por outro lado, uma forte noção de independência frequentemente leva essas crianças a se tornarem teimosas, questionadoras e desafiadoras. Elaboramos uma pesquisa para saber se os pais concordavam com nossa visão a respeito das características associadas a uma "criança com temperamento forte". Pedimos a um grupo de pais de crianças de dois a seis anos, que se inscreveram em um curso para pais, para nos dizerem se seus filhos tinham ou não temperamento forte e quais eram, na opinião deles, as características dessa criança. Uma porcentagem surpreendente de 48% dos pais relatou que o filho tinha "temperamento forte". Para saber como eles descreveram essas crianças, leia o quadro "Seu filho tem temperamento forte?".

Uma criança de temperamento forte pode trazer muita frustração e desafio para os pais (como você deve saber bem!). Porém, tanto qualidades positivas como negativas são associadas a uma de temperamento forte. A chave é cultivar as qualidades positivas da criança enquanto se minimiza o impacto das qualidades negativas nela — e nos outros.

O temperamento forte de seu filho pode entrar continuamente em conflito com o que você, como pai, acredita ser o melhor para ele e para sua família. Se esse é o seu caso, você precisará trabalhar com ele para conduzir seu temperamento forte de maneira mais adequada. O objetivo deste livro é ajudá-lo a fazer isso diminuindo os aspectos negativos do temperamento de seu filho, ao mesmo tempo em que o incentiva a usar seu temperamento de maneiras positivas. Esperamos que seu filho aprenda a usar seu temperamento forte a seu favor e obtenha êxito na vida.

## Temperamento: O Início de Tudo

Como uma criança passa a apresentar um temperamento forte? Muitas das características do comportamento originado pelo temperamento forte têm raízes no temperamento em geral de uma criança. Como você vai ver nos Capítulos 2 e 3, o temperamento de uma criança interage com inúmeros fatores, particularmente com o ato de ser pais, para determinar o comportamento que pode ser rotulado de "forte". Este capítulo o ajudará a entender o que é temperamento e como é sua relação com o comportamento de seu filho.

O *temperamento* em geral refere-se ao estilo comportamental nato de uma criança ou às tendências natas para agir de certa maneira, e se reflete na maneira como uma criança aborda, interage e vive as relações sociais. Imagine duas crianças de quinze meses que caem quando estavam correndo pela grama. Nenhuma delas se machuca, mas uma começa a gritar e a chorar após o tombo. A outra ri depois de cair, levanta-se e começa a correr de novo. As maneiras diferentes que essas crianças lidam com a queda refletem, em parte, seus temperamentos.

O temperamento em geral é considerado algo com o qual você nasce. Muitos profissionais acreditam que o temperamento básico de uma criança possa ser observado precocemente na infância, muito antes de um estilo determinado de seus pais o criarem ter um impacto importante em seu comportamento. Entretanto, como mostraremos mais adiante, o comportamento real de seu filho (por exemplo, o que ele faz quando lhe dizem "não") é uma função tanto do temperamento dele como da forma como seus pais agem na sua criação.

Os pesquisadores identificaram inúmeros traços de temperamento. O temperamento geral de uma criança é a combinação desses traços individuais. Embora não exista um "temperamento forte" puro, há vários traços que são observados facilmente em muitas crianças. Esses traços de temperamento incluem a capacidade de reagir (com que intensidade uma criança reage, seja positiva ou negativamente, a situações ou acontecimentos diferentes), a adaptabilidade (como uma criança se adapta a mudanças em situações e acontecimentos), persistência (quanto tempo uma criança permanece em uma atividade), e emotividade (a estabilidade e os aspectos positivos/negativos do humor ou emoções de uma criança). Crianças de temperamento forte têm mais probabilidade de reagir intensamente do que outras, têm dificuldade em se adaptar a mudanças, são persistentes quando querem as coisas a seu modo e têm humor inconstante.

Em suma, há vários traços específicos de temperamento que observamos frequentemente em crianças com temperamento forte. Essa observação leva à seguinte questão: estes seriam traços de temperamento precoces, associados a problemas comportamentais posteriores?

## *Seu Filho Tem Temperamento Forte?*

Se o seu filho tem temperamento forte, provavelmente você já sabe disso desde que ele era bebê! São crianças que sentem fortemente seus desejos e necessidades, e fazem questão de mostrar seus sentimentos principalmente aos pais. Um grupo de pais que participaram de um curso para a missão da paternidade descreveu seus próprios filhos como sendo de temperamento forte nos seguintes termos:

- "Se ela não quer fazer algo, não há maneira de você conseguir convencê-la."
- "Quer sempre fazer tudo por si mesma."
- "Exige atenção constante."
- "Quer sempre tomar as decisões/fazer escolhas."
- "Não reconhece a autoridade de adultos/pais."
- "Persistente."
- "Imprevisível."
- "Teimoso."
- "Independente."
- "Determinado."
- "Temperamental."
- "Mal-humorado."
- "Responde muito."
- "Sensível demais."
- "Frequentes ataques de birra."
- "Reações negativas — tudo é uma luta ou uma briga."
- "Não obedece."
- "Resiste a orientações."
- "Não atende a ordens."
- "Não tem limites."
- "Nos diz o que fazer."
- "Muito extrovertido."
- "Resiste a qualquer coisa que lhe façam — trocas de fralda, banho, vestir suas roupas etc."
- "Voluntarioso."
- "Questionador."
- "Agressivo."
- "Se aborrece frequentemente."
- "Dominador."
- "Confiante."
- "Assertivo."
- "Completa uma tarefa ao seu modo, mesmo que você lhe tenha mostrado uma maneira mais fácil de completá-la."
- "Chora constantemente para fazer as coisas a seu modo."
- "Ou faz as coisas do jeito dele ou não faz de jeito nenhum — não importa o que seja."
- "Discute cada ponto."
- "Leva as coisas ao extremo."
- "Trabalha em uma tarefa frustrante (que pode estar acima da sua capacidade) até terminá-la."
- "Concentra-se em algo persistentemente até conseguir o que quer."
- "Tem suas próprias ideias."
- "Resistente a mudanças."

Algumas dessas descrições têm a ver com seu filho? Em caso afirmativo, você não está sozinho!

De acordo com inúmeros estudos de pesquisa, o temperamento que uma criança manifesta precocemente está significativamente relacionado a esse comportamento posterior. Por exemplo, os bebês que têm dificuldade em se adaptar a novas situações e que em geral têm uma reação exagerada imediata tendem a ter mais problemas de comportamento na pré-escola. O temperamento que uma criança exibe precocemente tem sido ligado não só a problemas posteriores de comportamento, mas também a questões posteriores associadas a relacionamentos com companheiros, adaptação na pré-escola e ao desempenho escolar. (Entretanto, como discutiremos a seguir, a maioria desses mesmos estudos indica que o temperamento não pode explicar tudo sobre o comportamento de uma criança.)

## Temperamento, Paternidade e Comportamento

Tanto o temperamento como o estilo de ser pais determinam o comportamento de seu filho. Muitos pais nos perguntam se o que "levou" o filho deles a ter o temperamento forte foi o temperamento inato ou a maneira como o educaram. Tal pergunta é uma variação da questão muito discutida do que seria mais importante na determinação de nossa personalidade: a natureza ou a educação. Visto que o temperamento e o ato de ser pais interagem continuamente, raramente podemos saber qual é mais importante na determinação do comportamento forte de uma criança.

O que está claro é que temperamento e a maneira de criar os filhos são importantes e estão inextricavelmente ligados. As pesquisas sugerem que muitos dos traços de temperamento que discutimos podem mudar à medida que a criança se desenvolve. Ou seja, muitos desses traços de temperamento não são fixados biologicamente, mas são tendências que podem ser modificadas pelo estilo de educação dada aos filhos e por outros fatores ambientais. Como discutiremos no Capítulo 2, acreditamos que as crianças com temperamento forte costumam ter certos traços ou tendências de temperamento que evocam determinadas práticas de educação. Estas, por sua vez, fortalecem frequentemente o próprio temperamento forte que os pais querem diminuir. Esta é uma boa notícia porque significa que o comportamento de seu filho não é predestinado biologicamente pelo temperamento dele! Você pode influenciar o comportamento de seu filho por meio de suas práticas de paternidade.

Em suma, o temperamento forte é comum entre crianças pequenas e frequentemente tem suas raízes no temperamento que a criança manifesta desde cedo. Entretanto você pode mudar os aspectos negativos do temperamento forte de seu filho pela maneira como cria seu filho. De fato, provavelmente seja por isso que você tenha comprado este livro!

# 2

# *Por Que Meu Filho Está Ficando Ainda Mais Rebelde?*

As evidências sugerem que muitas crianças nascem com uma disposição para ter um temperamento forte, e isto não é necessariamente bom nem ruim. Entretanto uma criança com temperamento forte quando pequena pode se engajar em comportamentos cada vez mais negativos — teimosia, impa-ciência, birras e assim por diante. Nesse caso, o comportamento difícil se torna um problema. E um fator-chave que determina se o comportamento da criança se torna problemático é a maneira como os pais lidam com o comportamento.

No entanto, se o comportamento de seu filho está piorando, não se culpe simplesmente. A maneira como você reage tem sido, em parte, em função do comportamento dele. Infelizmente, as crianças de temperamento forte quase sempre fazem aflorar o pior em seus pais. Reagir adequadamente a uma criança que tem um temperamento ameno é fácil. Em vez disso, quando enfrentam as frustrações de lidar com uma criança de temperamento forte, é muito provável que os pais berrem ou usem outras estratégias que não são ideais na criação dos filhos.

Neste capítulo, discutimos como o comportamento de seu filho afeta a maneira de você reagir a ele e como sua reação afeta o comportamento dele. Iniciaremos resumindo maneiras de as crianças aprenderem a se portar por meio de suas interações com os outros. Nosso objetivo é propiciar um entendimento básico de como o comportamento de uma criança se desenvolve como resultado do ambiente onde ele vive. Isto o ajudará a analisar e a resolver problemas decorrentes do temperamento forte de seu filho.

## Aprendendo Por Meio de Interações Sociais

Muito da maneira como uma criança se comporta é aprendido por meio de interações com os outros, o que tem sido chamado de *aprendizagem social*. O temperamento e outros fatores consistem a base, mas é pela aprendizagem social que as crianças estabelecem a maioria dos comportamentos específicos, tanto adequados como inadequados. A aprendizagem social pode ocorrer de três maneiras principais: por meio da modelação, do reforço e da punição.

### *Modelagem*

A *modelagem* é basicamente seguida pelo exemplo. Ocorre quando uma criança aprende como se comportar de certa maneira observando os outros se comportarem daquela maneira. Seu filho pode observar outra criança tendo uma crise de birra porque quer um biscoito. Se a criança recebe o biscoito depois disso, seu filho aprende, por observação, que fazer birra pode ser uma maneira efetiva de conseguir alguma coisa. Da próxima vez que seu filho quiser algo, é provável que ele faça um escândalo.

Se seu filho observar alguém se comportando de determinada maneira não significa que ele vai se comportar automaticamente igual, mas aumenta as chances de isso acontecer. Seu filho poderá imitar alguém influenciado por alguns fatores: se ele gosta muito de uma pessoa e quer ser como ela, ele observa um certo comportamento e se o resultado foi positivo ou não (como a criança que recebe o biscoito para parar a birra).

A modelagem é um mecanismo muito importante e poderoso de aprendizagem. Você precisa garantir que o comportamento que você modela para seu filho seja adequado. Visto que as crianças pequenas admiram seus pais, é muito provável que elas se comportem como eles, como resultado da modelagem. Perder o controle na frente de seu filho quando você está frustrada aumenta a chance de ele lidar com a frustração de forma semelhante. Frequentemente as crianças seguem seus pais como exemplos de como devem se comportar em situações difíceis. A filosofia "Faça como eu digo, não o que eu faço." não funciona porque a modelagem é mais poderosa que as palavras para ensinar as crianças como devem se portar. Dê um bom exemplo para seu filho! Se você tem temperamento forte, tente modelar os comportamentos positivos. Quando você está aborrecido com alguém, tente modelar a assertividade adequada, e não a agressividade. Modele também a persistência quando você enfrenta tarefas desafiadoras. Deixe seu filho vê-lo empenhado em algo difícil até que você tenha sucesso.

## *Reforço*

Quando a maioria das pessoas pensa em *reforço*, tende a pensar em dar às crianças coisas como balas ou dinheiro em troca de bom comportamento. Tal entendimento de reforço é imensamente supersimplificado e não faz justiça ao real princípio. Embora muitas pessoas resistam à noção, o reforço orienta muito de nosso comportamento. De fato, é um fator importante para o desenvolvimento de nossas habilidades sociais. O princípio do reforço se baseia no seguinte: se um comportamento é seguido por algum motivo positivo, este é fortalecido e é mais provável que ocorra no futuro.

Não estamos dizendo que o comportamento social de uma criança seja basicamente orientado por recompensas materiais que ela recebe sempre que se comporta de determinada maneira. Esses *reforçadores sociais* — atenção, sorrisos, risada e assim por diante — têm o maior impacto em seu comportamento e no comportamento de seu filho. Muito do comportamento das crianças é estabelecido gradualmente por meio de reforçadores sociais que ocorrem regularmente a cada dia. Nenhum reforçador único terá um impacto acentuado no comportamento. Os reforçadores funcionam lentamente e devem ocorrer repetidas vezes para mudar significativamente o comportamento de uma pessoa.

Pense em situações em sua vida em que os reforçadores sociais orientam o seu comportamento. Por exemplo, é mais provável que você converse com alguém que sorria quando você se aproxima do que com alguém que desvie o olhar. Em geral, isso acontece porque suas experiências anteriores foram positivas (reforçadas) quando você conversou com indivíduos que sorriram para você. Da mesma forma, provavelmente você passe mais tempo conversando com alguém que lhe dê atenção e o faça rir. Sua conversa está sendo reforçada pela atenção e pela risada. Do mesmo modo, seu filho é mais reforçado por respostas pequenas mas frequentes, como um toque, um sorriso, um cumprimento, um olhar positivo ou uma palavra de incentivo, que por recompensas materiais como brinquedos, balas ou dinheiro. E um pai que dá muito reforço social a seu filho tende a receber muito reforço social de seu filho como retorno. Uma mãe que passou por nosso programa clínico comentou: "Quando comecei a sorrir mais para meu filho, ele começou a sorrir mais para mim. Isso fez com que eu me sentisse bem".

Por outro lado, existe o *reforço negativo*. Muitas pessoas confundem o reforço negativo com punição, mas tratam-se de coisas diferentes. O reforço negativo, assim como o positivo, fortalece o comportamento. Entretanto, no reforço negativo, um comportamento é reforçado não por resultar em algo positivo, mas porque resulta na remoção ou no fim de algo negativo. Suponha que seu filho esteja brincando na areia e outra criança atire constantemente areia no rosto dele. Seu filho vai até a criança e diz assertivamente: "Pare de atirar areia". Se a outra criança parar, a assertividade de seu filho será reforçada negativamente. Ou seja, a assertividade dele não foi seguida por algo positivo que lhe foi dado, mas pelo fim de algo negativo (atirar areia). A assertividade de seu filho é fortalecida, e é mais provável que ele seja assertivo no futuro. Pode ser difícil de entender plenamente o reforço negativo, mas é importante. Ele pode desempenhar um papel essencial no desenvolvimento do comportamento destrutivo, como discutiremos posteriormente, neste capítulo.

### *Punição*

Enquanto o reforço fortalece o comportamento, a *punição* o enfraquece. Para muitos pais, punição significa bater. Mas bater é apenas um tipo de punição. Esta inclui castigos, repreensões, a perda de privilégios e qualquer coisa que siga um comportamento e o enfraqueça.

Embora uma única punição raramente leve a qualquer mudança no comportamento a longo prazo, a punição pode ser efetiva se usada adequada e consistentemente. Entretanto contar demais com a punição apresenta as seguintes desvantagens:

- A punição dá a uma criança a mensagem do que não fazer sem necessariamente ensinar o que fazer.
- Para manter a punição efetiva, os pais frequentemente têm de usar uma punição cada vez mais rigorosa. Se a punição se torna significativamente mais frequente e intensa com o tempo, pode levar a problemas como abuso infantil.
- A punição frequente pode levar uma criança a antipatizar com seus pais, a se ressentir deles e a se tornar agressiva com eles.
- Indivíduos que punem demais tendem a receber muita punição em troca.

Como acontece com o reforço, você tende a receber o que dá. Por exemplo, os pais que usam punição excessiva frequentemente se vêem recebendo a indignação de seus filhos.

Em resumo, usar alguns tipos de punição, como o castigo, de vez em quando e dentro de um esquema de muito reforço, pode ser efetivo. Entretanto o uso excessivo de punição pode criar mais problemas que resolver.

## Reforçando Acidentalmente o Comportamento Inadequado de Seu Filho

Embora muito da aprendizagem social de seu filho aconteça por meio do reforço, você pode estar dando reforço frequentemente sem ter consciência da sua atitude. Isso ocorre naturalmente dentro de interações diárias. Infelizmente, com muita frequência, você acaba reforçando exatamente os comportamentos que você está tentando eliminar.

Às vezes um pai recompensa inadvertidamente o comportamento inadequado de seu filho. Por exemplo: você está fazendo compras com seu filho e ele vê um brinquedo que quer muito. Começa a chorar e a se lamentar. Você tenta confortá-lo e acalmá-lo, pois odeia vê-lo chorar. Ele lhe pede novamente para comprar o brinquedo. O que aconteceu nesta interação? Você recompensou a criança que chorou e importunou, dando-lhe atenção e conforto, e comprando o brinquedo. O que seu filho aprendeu? Que às vezes pode conseguir sua atenção e o que quiser se chorar e importunar. Da próxima vez que ele quiser alguma coisa, é mais provável que chore e se lamente na tentativa de receber o que deseja. Chamamos isto de *armadilha do reforço positivo*.

Um único incidente como o exemplo dado não vai afetar permanentemente o comportamento de seu filho. Mas quando esse tipo de interação ocorre repetidamente, pode levar a um aumento significativo de choro, escândalo ou a outros comportamentos inadequados. Visto que certamente você não quer recompensar o mau comportamento de seu filho, analise o seu comportamento como pai. (Veja o quadro "Você está recompensando comportamentos que lhe desagradam?") Você está recompensando o comportamento inadequado de seu filho? Em caso afirmativo, tente parar. Se você acha extremamente difícil parar, não se surpreenda. Velhos hábitos são difíceis de mudar. O programa apresentado na Parte II ajudará você a escapar da armadilha do reforço positivo.

As crianças também aprendem a se comportar mal a fim de evitar alguma coisa de que não gostam. Por exemplo, você diz a seu filho para guardar os brinquedos que deixou no chão. Ele não os recolhe, então você começa a lembrá-lo repetidamente. Frustrada, você começa a resmungar. Enquanto você está resmungando, ele vira para você, começa a chorar, a chama de "má" e corre para o quarto. Você decide que não vale a frustração e guarda os brinquedos. O que aconteceu nesta situação? Bem, seu filho aprendeu que chorando, ofen-

### *Você Está Recompensando Comportamentos Que Lhe Desagradam?*

Apesar de nossas melhores intenções como pais, frequentemente reforçamos os comportamentos que mais queremos que acabem. Você já reagiu ao comportamento de seu filho de qualquer uma das formas a seguir?

- Responder repetidamente aos apelos de seu filho depois que ele já está na cama.
- Confortá-lo quando ele faz birra.
- Dar atenção ao seu filho cada vez que ele interrompe sua conversa com outro adulto.
- Rir diante do comportamento inadequado de seu filho.
- Dar uma bala a seu filho na mercearia quando ele começa a chorar.
- Deixar que seu filho durma com você toda noite, só porque ele pediu.

Se você já fez essas coisas, caiu na armadilha do reforço positivo. Está incentivando o comportamento inadequado, recompensando-o com atenção, conforto, risos e assim por diante.

Muitos pais também são pegos pela armadilha do reforço negativo. Alguma dessas ações lhe parece familiar?

- Deixar seu filho não tomar banho porque ele chora quando você diz "hora do banho".
- Dizer ao seu filho para sair da banheira, mas, porque ele chora, deixar que fique mais um pouco.
- Deixar que seu filho saia de um evento porque não quer ficar e faz birra.
- Cancelar a babá porque seu filho chora quando você diz que vai sair.
- Dizer ao seu filho para se sentar quieto à mesa do jantar, mas, porque ele tem um ataque de birra, deixar que saia da mesa.
- Tirar seu filho do carrinho porque ele chora para sair.

Essas respostas ao comportamento negativo reforçam o comportamento, livrando seu filho de algo que ele considera desagradável, seja tomar banho, se sentar à mesa do jantar ou passar a noite com uma babá.

Felizmente, há como sair dessas armadilhas. Os detalhes estão na Parte II.

dendo você e correndo para o quarto a fez parar de resmungar e ainda não teve de recolher os brinquedos do chão. Este é um exemplo da *armadilha do reforço negativo*.

Assim como acontece com a armadilha do reforço positivo, um único incidente envolvendo o reforço negativo não vai afetar permanentemente o comportamento de seu filho. Todavia, quando esse tipo de interação ocorre repetidamente, pode levar a um aumento significativo de comportamentos inadequados.

## O Processo Coercitivo

Raramente a armadilha do reforço negativo ocorre de forma isolada. Interações complexas entre um pai e um filho frequentemente envolvem ambos caindo na armadilha do reforço negativo. Gerald Patterson, pesquisador, reconhecido internacionalmente, no Oregon Social Learning Center, estudou esse fenômeno extensamente e identificou o que ele chama de *processo coercitivo*. Esse processo ocorre em muitas famílias que têm uma criança pequena com temperamento forte. Quando o processo coercitivo ocorre repetidamente durante as centenas de interações que um pai e um filho têm durante uma semana, o comportamento do filho e a maneira como o pai administra o comportamento se tornam gradualmente negativos, à medida que cada um recebe reforço negativo frequente.

Como exemplo do processo coercitivo, imagine que você leve seu filho a uma loja e lhe diga para dar a mão. Ele não quer e então começa a choramingar e tenta escapar. Frustrado, você acaba desistindo e solta a mão dele, para não ter de lidar com seus constantes escarcéus e "briga de força". Nesta situação, a resistência e o estardalhaço dele à sua ordem de segurar a mão foram reforçados negativamente, quando você cedeu. Mas ceder foi um reforço negativo porque isto parou o escândalo e a resistência dele. Como resultado dessa interação, é mais provável que seu filho resista e faça escândalo para fazer o que quiser no futuro, e é mais provável que você ceda à resistência e ao escândalo dele porque, ao ceder, você parou de ter os problemas a curto prazo.

## *O Processo Coercitivo*

**Começo**

| Os pais dão uma ordem. → | A criança recusa. → | Os pais retiram a ordem. → | Resultado: |
|---|---|---|---|
| "John, faça o favor de recolher os brinquedos." | "Eu não quero guardá-los". (Começa a chorar alto.) | "Tudo bem, mas você não vai brincar muito mais tempo." | A criança é reforçada pela retirada da ordem dos pais. |

**Intensificação**

| Os pais repetem a ordem. → | A criança recusa. → | Os pais reafirmam a ordem. → | Resultado: |
|---|---|---|---|
| "John, estou falando sério. Pegue seus brinquedos AGORA." | "Não! Eu não vou fazer isto!" (Cospe no pai.) | "Você vai pegá-los AGORA." (O pai agarra a criança.) | A criança obedece e o pai é reforçado por dar a ordem com irritação. |

Agora, vamos acrescentar uma pequena diferença ao mesmo exemplo. Neste caso, quando seu filho choraminga e resiste fisicamente em dar a mão, você levanta a voz e diz que ele tem de segurar sua mão. A resistência continua e, de fato, piora. Você perde o controle e começa a gritar com ele. Ele pára de resistir. Neste caso, seu grito foi reforçado negativamente porque ele parou a resistência. Isto aumentará as chances de, no futuro, você gritar com ele novamente.

O problema é que por meio dos processos coercitivos descritos anteriormente, o comportamento de uma criança se torna gradualmente mais negativo e a resposta de um pai a esse tipo de comportamento gradualmente se torna mais severa. Por exemplo, os ataques de birra de seu filho ou outros comportamentos negativos podem se tornar mais intensos e frequentes, ao mesmo tempo em que você também começa a gritar ou a surrá-lo intensa e frequentemente. Esse ciclo vai piorar à medida que vocês estão reforçando o uso de um comportamento cada vez mais negativo. Como você é reforçado? Quando põe fim ao comportamento negativo da outra pessoa. O comportamento ilustrado no esquema "O Processo Coercitivo" é comum entre crianças com temperamento forte.

É difícil captar de uma só vez o processo coercitivo. Mas esperamos que você possa entender que a maneira que você administra o comportamento de seu filho pode desempenhar um papel significativo no desenvolvimento de problemas posteriores. A forma de você se portar influencia o comportamento dele agora — e também a maneira que você vai lidar com o comportamento dele no futuro. Esse efeito não ocorre como resultado de incidentes isolados, mas por meio de uma série contínua de interações complexas entre pai e filho.

## Outros Fatores Que Contribuem para Problemas de Comportamento

Além da armadilha do reforço positivo e também do reforço negativo (que agrava o processo coercitivo), vários outros fatores podem levar seu filho a se tornar cada vez mais difícil de lidar. Os pais de crianças com temperamento forte tendem a prestar menos atenção aos comportamentos positivos de seus filhos. Isto ocorre tipicamente porque esses pais ficam tão frustrados ao terem de lidar com comportamentos negativos que têm dificuldade em notar e reconhecer os comportamentos que são positivos. Como pai de uma criança com temperamento forte, você precisa fazer um esforço extra para reconhecer e elogiar os comportamentos positivos dela. Não deixe de mostrar ao seu filho que você nota sempre que ele faz o que você pede. Discutiremos esta questão mais detalhadamente nas Partes II e III.

Os pais de filhos com temperamento forte também não sabem ao certo como lidar com o comportamento destrutivo deles. Essa incerteza pode resultar em um padrão inconsistente de disciplina. Um pai que se sente esgotado e questiona sua habilidade de lidar com o comportamento destrutivo de seu filho pode se retirar da situação e não intervir. Outras vezes, pode ficar frustrado e apelar para maneiras agressivas de lidar com o filho — por exemplo, perdendo o controle e gritando ou batendo nele exageradamente. Nem um estilo francamente permissivo nem agressivo é efetivo. De fato, esses estilos tendem a agravar os problemas de comportamento, principalmente quando usados de modo inconsistente. O programa que apresentamos, de cinco semanas, apresentado na Parte II, vai ajudá-lo a se tornar um pai mais positivo e consistente.

A modelagem é uma das formas mais poderosas de ensinar tanto comportamentos positivos quanto negativos. Se o seu filho está frequentemente junto com outras crianças que costumam se portar mal, ele pode começar a imitar o comportamento negativo delas. Isso acontecerá principalmente se o seu filho não observar um adulto lidando efetivamente com o mau comportamento das outras crianças. Tome a iniciativa e crie um ambiente que seja positivo para seu filho. Combine situações em que ele brinque com crianças que não alimentem o comportamento negativo dele. Tente incentivá-lo a interagir com crianças que geralmente se comportam bem. Assim como o mau comportamento, o bom comportamento também pode desaparecer!

As crianças também tomam o comportamento de seus pais como modelo, como discutimos antes, neste capítulo. Se você grita frequentemente quando está frustrado, seu filho aprenderá a gritar quando ficar frustrado. Se você bate quando está com raiva, seu filho aprenderá a bater quando está com raiva. No lado positivo, se você toma o comportamento adequado como modelo, seu filho provavelmente se comportará de forma mais adequada. Quando você fica frustrado ou irritado, tente manter a calma e modelar formas adequadas de lidar com a situação. O ponto essencial é se lembrar de dar um bom exemplo para seu filho.

Os comportamentos negativos que associamos a quem tem temperamento forte podem se tornar mais pronunciados se o seu filho não conseguir dormir bem. Crianças cansadas muitas vezes importunam. Isso pode desencadear interações negativas associadas ao processo coercitivo. Como resultado, a irritação pode contribuir para os problemas de comportamento quando pai e filho tornam-se cada vez mais negativos um com o outro. Se o seu filho não está dormindo bem, há várias coisas que você pode fazer. Para algumas sugestões, veja a Parte IV.

Se o seu filho parece estar engajado em comportamentos cada vez mais negativos associados ao seu temperamento forte, a Tabela 2-1 pode ajudar. Ela resume as razões para o temperamento de uma criança ficar cada vez mais forte, conforme descrevemos neste capítulo. Algumas dessas razões podem se aplicar a você e a seu filho? Em caso afirmativo, este livro tem muitas ideias para aprimorar suas habilidades em criar seus filhos e melhorar o comportamento deles.

**TABELA 2-1**

### *Razões para o Temperamento das Crianças se Tornarem Cada Vez Mais Fortes*

- Armadilha do reforço positivo
- Armadilha do reforço negativo
- Processo coercitivo (armadilhas de reforço negativo repetidas, colocadas pelos pais e pelo filho)
- Pouca atenção ao comportamento positivo
- Inconsistência para reagir a problemas de comportamento
- Modelagem de comportamento inadequado dos colegas
- Modelagem de comportamento inadequado dos pais
- Falta de descanso adequado

# 3

# É Preciso Mais do Que Saber Educar

Apenas boas habilidades da paternidade não garantem que seu filho se comporte sempre como você quer. Além do temperamento dele e de suas técnicas, muitas outras coisas podem influenciar no comportamento de seu filho. Entre as mais importantes estão problemas que deixam a família estressada e influências que vêm de fora da família. Neste capítulo, vamos examinar como seis causas de estresse familiar — divórcio, novo casamento, conflito, depressão, doença físi-ca e abuso de álcool — podem afetar a tarefa de ser pais (o *parenting*) e o comportamento das crianças. Cada uma dessas circunstâncias — estresse familiar, *parenting* e o comporta-mento de seu filho — apresenta um modelo que pode constituir uma fonte de estresse capaz de afetar o comportamento dos filhos, direta ou indiretamente através do *parenting*. Vamos considerar também duas influências externas: a televisão e a pressão de companheiros (também apresentadas na figura). As seis origens de estresse na família, mais a televisão e os companheiros podem ter efeitos negativos em seu filho, mas você é capaz de limitar ou modificar esses efeitos. Este capítulo explicará como.

Evidentemente, muitos outros agentes de estresse, inclusive dificuldade econômica, problemas no trabalho e abuso de drogas (que não o álcool), também podem ser fatores de estresse familiar.

***Estresse Familiar,* Parenting *e o Comportamento de Seu Filho***

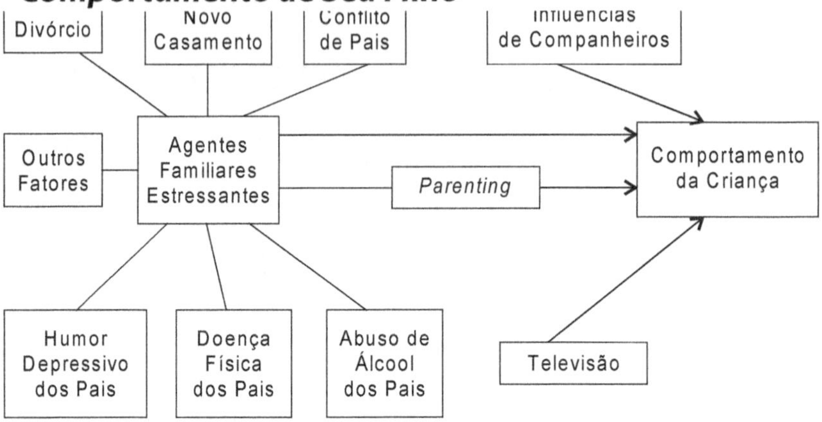


Focalizamos seis dos agentes mais importantes de estresse para que você entenda claramente como eles podem afetar os filhos. Esses fatores foram selecionados porque amplas pesquisas têm examinado seu impacto sobre as crianças.

## Divórcio

Todos os anos, mais de um milhão de crianças vivem o divórcio dos pais nos Estados Unidos. Com base nas atuais tendências de divórcio, cerca de 30% das crianças nascidas hoje passarão pela situação de divórcio dos pais antes de completar dezoito anos. O divórcio e famílias monoparentais* têm se tornado um modo de vida comum em nossa sociedade.

As pesquisas indicam que o divórcio pode ter um impacto negativo no comportamento dos filhos; entretanto não é nem de longe tão grande quanto a mídia costuma divulgar. Algumas evidências também sugerem que o comportamento de pré-escolares melhora dois ou mais anos após o divórcio. O mais importante é ter consciência de que muitos dos problemas que as crianças apresentam após o divórcio dos pais

* *N.T.:* O termo *famílias monoparentais* é usado em sociologia para se referir a famílias em que só o pai ou só a mãe assume a chefia do lar, ou seja, responsabilidade básica pela manutenção da casa e pela educação dos filhos.

não se devem simplesmente à separação deles. Em grande parte, o ajuste dos filhos após o divórcio dos pais depende da situação existente depois da separação. Felizmente, você como pai muitas vezes tem condições de controlar vários aspectos da situação que podem afetar o ajustamento de seu filho.

Se você e seu companheiro decidem se divorciar, a primeira coisa que ajuda seu filho a se ajustar é encontrar uma maneira construtiva de explicar o ocorrido. Em nosso livro *Making Divorce Easier on Your Child: 50 Effective Ways to Help Children Adjust* (Contemporary Books), apresentamos procedimentos passo a passo para contar às crianças sobre o divórcio. Então, depois da separação, há muitas outras coisas que você pode fazer para melhorar o ajuste de seu filho a esse transtorno familiar. Como o título sugere, cinquenta maneiras são apresentadas em nosso livro. Aqui está um breve resumo de algumas delas:

- *Exponha seu filho ao mínimo de mudanças consequentes do divórico possível.* Tente mantê-lo na mesma escola, continue morando na mesma casa e assim por diante.
- *Mantenha um bom relacionamento com seu filho.* Reserve tempo para conversarem e para fazerem atividades divertidas juntos.
- *Mantenha disciplina consistente.* Pai e mãe devem usar o mesmo tipo de técnicas de disciplina adequadas à idade.
- *Insista em um padrão consistente de visitas frequentes daquele que não ficou com a guarda (pai ou mãe).* Cancelamentos frequentes de visitas, longos períodos sem contato e visitas esporádicas podem prejudicar a criança.
- *O papel dos pais.* Você deve se esforçar muito para separar seus sentimentos e ações em relação ao seu ex-companheiro como parceiro e amado daqueles que tem dele como pai.
- *Não discuta nem brigue na presença de seu filho.* Episódios frequentes de conflito entre os pais (quanto às visitas, pensão e assim por diante) que seu filho testemunha após o divórcio muitas vezes está diretamente relacionada à quantidade de problemas de comportamento que ele tem.

- *Não use seu filho como mensageiro na comunicação entre vocês.* Nunca peça a seu filho para transmitir mensagens como "diga a seu pai que ele está atrasado com o pagamento da pensão".
- *Não faça da criança uma espiã.* Você não deve fazer perguntas a seu filho sobre a vida de seu ex-companheiro (como perguntas sobre com quem ele está se encontrando).
- *Não use seu filho como aliado em brigas entre vocês* e evite envolvê-lo em brigas com seu ex-companheiro.
- *Não critique seu ex-companheiro na frente de seu filho.* Lembre-se de que ele (não importa quanta raiva você sinta dele) continua sendo o pai de seu filho.
- *Não sobrecarregue sua criança com medos e preocupações pessoais.* Não procure o apoio dela. Os filhos já têm dificuldade suficiente para se ajustar, e não precisam de uma carga adicional de problemas.

A seguir, essas diretrizes e outras sugestões apresentadas em nosso livro *Making Divorce Easier on Your Child: 50 Effective Ways to Help Children Adjust* ajudarão a minimizar os efeitos negativos do divórcio nas crianças.

## Novo Casamento

A maioria dos pais que se divorciam casa-se novamente nos cinco anos seguintes. Assim como o divórcio, o novo casamento está se tornando um modo de viver comum na sociedade americana. Casar-se novamente coloca os pais em uma situação desafiadora. Você terá de inserir o novo casamento dentro do contexto do relacionamento com seu filho e seu ex-companheiro. Possivelmente, seu novo parceiro trará para o casamento seus parentes, incluindo filhos, e você terá de desenvolver um bom relacionamento com essas pessoas. Finalmente, precisa ajudar a definir e a desenvolver o papel da paternidade a ser desempenhado pelo novo companheiro.

Quando as crianças estão sob a guarda da mãe que se casou novamente, os efeitos do novo casamento atingem os filhos diferentemente das filhas. O comportamento dos meninos em geral parece melhorar um pouco em comparação ao dos meninos que estão morando com a mãe que não se casou. Alguns especialistas acreditam que isto ocorra porque o novo casamento traz uma figura e um modelo de papel masculino de volta para casa. Para as meninas, a situação parece ser oposta; elas costumam não se dar tão bem quando os pais se casam novamente. Alguns acreditam que isto ocorra porque as meninas acham que perdem a intimidade do relacionamento que desenvolveram com suas mães antes de estas se casarem de novo. Mas essas reações ao novo casamento refletem tendências gerais e não são observadas em todas as crianças.

Como acontece com o divórcio, o novo casamento em si normalmente é menos importante para o filho do que a maneira como os pais lidam com a situação. Você pode ajudar seu filho a se ajustar a essa mudança na família das seguintes maneiras:

- *Exponha a criança ao mínimo de mudança possível.* Se puder, fique na mesma comunidade, de modo que ela possa manter seus amigos e continuar na mesma escola.
- *Mantenha um bom relacionamento com seu filho.* Não o faça se sentir como se tivesse sido substituído por seu novo companheiro. Reserve um tempo extra para conversar com seu filho. Programe atividades divertidas só para vocês dois.
- *Explique a seu filho os papéis da paternidade que o novo companheiro e seu ex assumirão.* Esses papéis precisam ser esclarecidos (obviamente, não é uma tarefa fácil!) e comunicados. Seu novo parceiro geralmente não deve tentar assumir a frente na educação das crianças, mas sim apoiar o seu papel de educar.
- *Não deixe seu filho afastar você de seu novo companheiro.* Uma criança com temperamento forte pode fazer isso. Pode não gostar de um novo pai ou de uma nova mãe em casa, e pode fazer tudo que puder para criar tensão no novo casamento. Mantenham-se juntos e deixem os canais de comunicação abertos.
- *Seja paciente.* O sucesso exigirá tempo, amor e uma boa prática de *parenting*!

## Conflito entre os Pais

O conflito contínuo entre os pais na presença das crianças é mais prejudicial para elas que o divórcio! Isto não significa que você e seu companheiro devam se divorciar em vez de ter conflitos ocasionais ou que vocês nunca deveriam discordar na presença de seu filho. Resolver desentendimentos de maneira construtiva pode servir de exemplo sobre como lidar com diferenças de opinião. Entretanto, se vocês têm conflitos hostis frequentes na frente da criança, estão modelando maneiras inadequadas de tratar as diferenças. Além disso, ela pode se sentir ansiosa quanto ao que significa conflito (ela poderá pensar, por exemplo: "Meus pais se odeiam e vão se divorciar!"). Discussões hostis frequentes podem ainda afetar a capacidade dos pais de educar efetivamente. Aqui estão algumas formas de minimizar os efeitos negativos do conflito paterno nos filhos:

- *Não discuta na presença das crianças.* Todos os pais têm desentendimentos; mas desentendimentos maiores não devem ocorrer na frente delas.
- *Apóiem-se mutuamente nas práticas de* parenting. Não deixem seu conflito interferir ou afetar a educação dos filhos. Seja qual for a origem do conflito, trabalhem juntos.
- *Quando o conflito ocorre na presença de seu filho, procure tirar proveito disso.* Modele a boa comunicação e habilidades de resolução de conflito para chegar a uma solução (veja o Capítulo 13). Explique a seu filho a origem do conflito, por que você e seu marido discordam e que ele não deve tomar partido nem do pai nem da mãe.
- *Mantenha um bom relacionamento com seu filho.* Se ambos, como pais, trabalharem seu relacionamento com o filho, seus sentimentos de insegurança quanto ao conflito e seu significado serão reduzidos. Como no caso do divórcio, não use seu filho como mensageiro, espião ou aliado; não critique o companheiro; e não sobrecarregue a criança com seus medos e preocupações.

## Humor Depressivo

A depressão clínica é mais do que sentir tristeza, e muitos pesquisadores têm mostrado que a depressão pode ter um efeito prejudicial no ato de ser pais. Mas, mesmo que você tenha seus momentos de tristeza, procure não deixar que seu humor tenha um impacto negativo sobre seu filho. O humor pode influir na maneira como você percebe o comportamento dele, como você o educa e como ele se comporta. Quando você se sente deprimido, pode ser menos compreensivo e tolerante com a criança, e então reage exageradamente aos problemas de comportamento dela. Depois, você pode se sentir culpado e ficar mais tranquilo durante um tempo. Quando seu humor melhora, você pode interagir mais consistentemente de maneira positiva com ele e fazer valer as regras que estabeleceu. Em suma, enquanto o humor flutua, as práticas de *parenting* mudam, o que é confuso para a cabecinha da criança.

Se você for uma pessoa cujo humor muda frequentemente, as diretrizes a seguir vão ajudar a minimizar os efeitos sobre seu filho:

- *Avalie seu estado de humor.* Ele muda frequentemente? Você reage frequentemente ao seu filho de acordo com seu humor? Nesse caso, tente desenvolver um humor positivo e consistente ou procure ajuda de um profissional.
- *Acompanhe seu estado de humor.* Note o que ocorre antes e durante a mudança de humor. Isso pode ajudá-lo a identificar o que influencia essa mudança e a tratar das questões relacionadas a ela.
- *Conte com seu marido para dividir a prática da paternidade.* Ele pode ajudar a compensar as dificuldades que você sente devido a seu humor depressivo e trabalhar para manter um bom relacionamento com seu filho, usando as boas práticas da paternidade.
- *Diga a seu marido e a seu filho quando você está se sentindo deprimida.* Não espere que eles "leiam seu humor". Converse com eles e peça sua ajuda.
- *Trabalhe para conseguir uma prática consistente de paternidade.* Se você tem diretrizes claras para si mesmo como pai ou mãe,

como aquelas em nosso programa de cinco semanas (Capítulos 6-10), a ação da paternidade será menos influenciada por seu humor.

## Doença Física

Ninguém consegue escapar de contrair uma doença física em algum momento da vida. E as consequências exatas que afetarão sua família vão depender de muitas variáveis, inclusive se o início da doença for repentino ou gradual, o grau em que você está incapacitado e a evolução e o resultado da doença. Em geral, uma doença física pode esgotar sua energia, tolerância e paciência para lidar com seu filho. Em alguns casos, isto pode limitar até fisicamente suas capacidades de *parenting*.

Para minimizar os efeitos de sua doença sobre as crianças, siga estas diretrizes:

- *Informe-se sobre a doença.* Você não poderá entender sua doença se não tiver informações sobre ela e, na maioria dos casos, ninguém fará isso por você.
- *Avalie sua doença.* Examine suas dimensões e como ela afeta a ação de ser pais.
- *Monitore sua doença.* Isto pode ajudá-lo a identificar condições que a influenciam positiva e adversamente.
- *Conte a seu filho sobre a doença.* Seja direto e honesto. Você deve dizer o nome, como ela o faz se sentir, como é tratada, quanto tempo você pode ficar doente e qual o resultado mais provável. Dê à criança o máximo de esperança que você puder.
- *Explique o papel de seu filho em relação à doença.* Assegure-o de que ele não é responsável de maneira alguma por isso.
- *Explique como a família funcionará enquanto você estiver doente.* Explique quem assumirá as responsabilidades que normalmente eram suas (como preparar as refeições). Dê a seu filho algumas novas responsabilidades adequadas à idade dele, para que sinta que está ajudando.

- *Mantenha seu companheiro e seu filho informados se você está melhor ou pior.* Eles precisam saber como você está passando. Não espere que descubram sozinhos.
- *Conte com seu companheiro para a prática de* parenting. Ele pode ajudar a compensar as dificuldades que você está sentindo.
- *Deixe outros familiares e amigos ajudarem nas atividades de rotina* (cozinhar, limpar, fazer compras e assim por diante), para que seu companheiro possa passar mais tempo com seu filho.
- *Esforce-se para conseguir uma prática consistente da ação de ser pais.* Se você tem diretrizes claras e realistas para si como pai ou mãe, sua prática de *parenting* será menos influenciada por sua doença.

## Abuso de Álcool

O uso de bebida alcoólica pelos adultos é uma prática estabelecida e geralmente aceita em nossa sociedade. A maioria das pessoas bebe apenas em ocasiões sociais ou para relaxar. Entretanto, o uso abusivo de bebidas alcoólicas pode interferir em um bom *parenting*. Beber pode levá-lo a ser inconsistente e menos positivo nas interações com seu filho, a achar o comportamento dele mais negativo do que é na realidade e a aplicar uma educação excessivamente rígida. Além disso, muitos dos comportamentos que você modela quando usa álcool, inclusive beber excessivamente, não são os que você quer que seu filho imite. Beber como meio de escape de comportamentos problemáticos não funciona — temperamento forte continuará existindo quando você ficar sóbrio.

Se você bebe, precisa considerar como isso o afeta como pai. As práticas e os princípios a seguir o ajudarão a tratar da influência que o ato de beber terá em seu filho e a reduzir os efeitos negativos:

- *Acompanhe e avalie como você bebe.* Quando, quanto e com que frequência. Faça um registro das situações em que você bebe mais e menos e o que está acontecendo durante esses períodos. Isto pode ajudá-lo a identificar quais as condições que estão associadas a aumentos e a diminuições da bebida e se isso interfere na ação de ser pais. Se for o caso, mude seus hábitos de beber ou procure ajuda de um profissional.

- *Conte com a opinião de seu companheiro sobre o quanto você bebe.* Aqueles que bebem excessivamente raramente sabem julgar com clareza seus próprios atos.
- *Trabalhe para uma prática de paternidade consistente.* Se você tem diretrizes claras para si como pai, a ação de ser pais será menos influenciada pelo fato de você beber.
- *Se você beber, não tente disciplinar seu filho.* Faça seu parceiro ou outra pessoa assumir as responsabilidades pela disciplina neste período.

## Televisão

Nos últimos cinquenta anos, a televisão passou a ser uma parte importante na vida da maioria das crianças. Hoje, infelizmente, as crianças nos Estados Unidos, por exemplo, passam mais tempo assistindo à televisão do que fazendo qualquer outra atividade, exceto dormir. A televisão pode ter tanto efeitos positivos como negativos nas crianças (veja "Crianças e Televisão"). Violência, sexo e anúncios de bebidas alcoólicas são claramente negativos. Muitos programas deixam implícito que poder, prestígio e atração física são as qualidades pessoais mais importantes que se deve ter. Os personagens muitas vezes não se responsabilizam por suas ações. Assistir a programas de televisão durante muito tempo leva à obesidade, à falta de criatividade e a uma menor interação com a família e os amigos. Em outras palavras, nem sempre é o que seu filho está assistindo, mas o que ele está deixando de fazer que pode ser prejudicial. Por outro lado, há alguns programas maravilhosos que promovem a aprendizagem e o crescimento. Os educativos ensinam habilidades importantes como ler e escrever.

Os pais podem fazer muitas coisas para minimizar os efeitos negativos da televisão. Ao mesmo tempo, devem incentivar as crianças a usar a televisão como ferramenta para a aprendizagem. As sugestões a seguir incluem as duas coisas.

### Crianças e Televisão

Muitas pessoas não conseguem perceber o impacto que a televisão tem nas vidas de seus filhos. Considere estes dados:

- Crianças de dois a onze anos assistem em média a aproximadamente vinte e oito horas de televisão por semana.
- O tempo que as crianças passam assistindo a programas de televisão tem aumentado continuamente nos últimos trinta anos.
- Apenas 5 a 25% do que as crianças assistem são programas produzidos especificamente para crianças.
- Aproximadamente 30% dos pré-escolares têm permissão para assistir à televisão sempre que querem.
- Quando se forma na escola fundamental, a criança viu mais de cem mil atos de violência na televisão.
- Aos dezoito anos, a criança viu mais de dezoito mil assassinatos na televisão.
- As crianças que vêem mais televisão tendem a ter notas mais baixas na escola.
- As crianças que gostam de ler tendem a assistir a menos programas de televisão.

- *Incentive seu filho a ver programas com personagens que são modelos de papel positivo:* bons, atenciosos e colaboradores. Esses programas promovem a aprendizagem positiva.
- *Não faça da televisão uma babá.* Incentive seu filho a se divertir sozinho de outras maneiras que não seja só assistindo à tevê. Isso promoverá a criatividade.
- *Comece a limitar o tempo que a criança assiste à tevê enquanto ela ainda é pequena.* Assim, é menos provável que ela desenvolva maus hábitos de assistir à televisão.
- *Estabeleça regras específicas para seu filho ver televisão.* Determine antecipadamente quais os programas e mantenha a programação!
- *Discuta violência.* Se o seu filho não assiste a programas violentos, discuta com ele o que ele vê. Explique que a violência vista na televisão é "falsa". Discuta as consequências de tais ações na vida real.

- *Controle o tempo que você mesmo assiste à televisão.* Dê o bom exemplo. Na maioria das famílias, os adultos assistem ainda mais que seus filhos. Limite o tempo para ver tevê. Deixe que as crianças vejam você lendo e participando de muitas outras atividades que não sejam assistir à televisão.
- *Saiba o que seu filho está assistindo.* Sempre que possível, veja antecipadamente os programas que ele quer assistir. Se você tem um vídeo, grave os programas que ele seleciona e então veja-os antes.
- *Assista à televisão com as crianças.* Fique disponível para responder às perguntas delas e para dar informações. Isto ajudará a promover a aprendizagem.
- *Incentive outras atividades* como leitura, esportes e passeios com a família.

## Influências dos Amigos

Seu filho de temperamento forte pode selecionar amigos que se envolvam em situações e comportamentos arriscados ou negativos, sendo uma má influência para ele. As crianças escolhem seus amigos por uma série de razões diferentes. Algumas por causa da atenção que recebem (dos pais e de outras crianças), enquanto outras pelo entusiasmo que acompanha a emoção de transgredir regras com os amigos.

Felizmente, há meios de os pais reduzirem e corrigirem as más influências de amigos:

- *Desenvolva um relacionamento íntimo com seu filho.* Com isso, é mais provável que ele se identifique com você e não com os colegas que são má influência.
- *Planeje atividades regulares e frequentes com a família,* como piqueniques, caminhadas por trilhas e esportes. Se o seu filho passa um tempo agradável em sua companhia, é menos provável que ele ceda à pressão dos colegas.
- *Incentive seu filho a desenvolver e a manter amizades com crianças que têm qualidades positivas.* Convide essas crianças para brincarem ou participarem de um passeio com a sua família.

- *Conheça os amigos de seu filho e seus pais.* Conviva um pouco mais com eles para conhecê-los melhor.
- *Observe quanto tempo seu filho gasta com os amigos.* Não deixe que ele passe muito tempo (por exemplo, quinze dias em um acampamento) com crianças que você sabe que são más influências. Não permita que seu filho visite amigos cujos pais não acompanham as atividades dos filhos.
- *Não critique os amigos de seu filho.* Em vez disso, discuta comportamentos específicos indesejáveis que ocorrem quando seu filho fica na companhia deles.
- *Tente imaginar a razão para seu filho ter escolhido companhias que são má influência e resolva isso.* Seu filho pode ter amizades com más companhias por várias razões. Assim que você souber quais são, tente resolver o problema.
- *Incentive seu filho a ter vários amigos.* Isto o colocará em contato com crianças que têm interesses e ideias variados.
- *Incentive a individualidade e a independência.* À medida que seu filho cresce, enfatize a importância de ser ele mesmo e fazer o que acha que é certo para ele.
- *Dê limites e faça com que sejam cumpridos.* Se o seu filho tem problemas com um amigo, aplique as consequências adequadas. Lembre-se de elogiá-lo se ele refletiu com ponderação e resolveu o problema.

## Atacando os Problemas de Sua Família

Como você pôde ver nos exemplos discutidos neste capítulo, inúmeros fatores influenciam seu modo de agir como pais e o comportamento de seu filho. Se você não está tendo dificuldades, considere-se feliz. Muitos pais não têm a mesma sorte e precisam tratar ativamente de uma ou mais dessas áreas. Se você é um deles, primeiro decida se a área problemática é tão grave a ponto de precisar da ajuda de um profissional. Se for, procure-o!

Se não for, então concentre-se na área problemática que você acha que pode ser resolvida mais facilmente. Não se preocupe com outros problemas — direcione toda a sua energia e esforço para chegar a uma solução aceitável. Uma vez encontrada uma solução, passe para o próximo problema e tente resolvê-lo. Dessa forma, você pode ficar concentrado em cada um deles sem se sobrecarregar. Também, uma vez escolhido o problema mais fácil para resolver primeiro, pode desfrutar de seu sucesso, aumentar sua motivação e ter mais força para tratar dos problemas mais difíceis.

# 4

# *Meu Filho Tem TDAH?*

Se você ainda não ouviu falar, provavelmente ouvirá. Pode vir de um membro da família, de um amigo ou do professor de seu filho. Em algum momento, alguém provavelmente lhe dirá: "Você acha que ele pode ter TDAH?". Poucos pais de filhos com temperamento forte ainda não ouviram falar do termo *Transtorno de Déficit de Atenção/Hiperatividade* — TDAH — (Attention Déficit/Hiperactivity Disorder) ou, como às vezes é chamado também, *Distúrbio do Déficit de Atenção* — DDA. Esse assunto tem sido tratado nos últimos anos em vários jornais e artigos de revistas, programas de televisão e livros. O termo tem recebido tanta atenção que sempre que o temperamento de uma criança pequena envolve mau comportamento e perturbação, muitos pensam logo que a causa do problema pode ser TDAH. O objetivo deste capítulo é ajudá-lo a entender melhor esse distúrbio complexo, oferecer informações para ajudá-lo a determinar se deve procurar uma avaliação de seu filho para detectar TDAH e, se realmente for constatado o transtorno, fornecer-lhe alguns recursos.

## Histórico do TDAH

Embora tenha havido muita atenção da mídia recentemente ao TDAH, esse não é um distúrbio novo. De fato, as discussões do assunto por profissionais datam de mais de cem anos. E os historiadores têm observado que muitas pessoas famosas como Benjamin Franklin, Thomas Edison e Albert Einstein tinham comportamentos compatíveis com TDAH.

Com os anos, o distúrbio tem sido rotulado de inúmeras maneiras, entre elas *hipercinesia*, *síndrome da criança hiperativa* e o já dito *distúrbio do déficit de atenção*. O fato de tantas denominações diferentes terem sido usadas para descrever o mesmo distúrbio causa confusão! Entretanto as diferentes denominações têm refletido diferenças de opinião sobre o distúrbio, que se basearam em informações disponíveis e em pesquisas em vários períodos da história. Na década de 60, o foco era o comportamento hiperativo. No final da década de 70 e início de 80, opiniões de profissionais começaram a enfocar mais os problemas de atenção; consequentemente, a palavra *atenção* foi incorporada à denominação "oficial". Ultimamente, alguns pesquisadores têm questionado se outras questões, como problemas de autocontrole, desempenham um papel mais central que a atenção. Evidentemente, à medida que mais dados sobre o distúrbio e seus problemas básicos forem encontrados, a denominação provavelmente será modificada dentro de cinco a dez anos.

## O Que É Exatamente TDAH?

Os sintomas básicos de TDAH são desatenção, hiperatividade e impulsividade. É um distúrbio que afeta, pelo menos, 3 a 5% das crianças em idade pré-escolar. Estudos recentes sugerem que até 9% dos meninos e 3% das meninas têm comportamentos compatíveis com TDAH, o que também indica que os meninos têm muito mais probabilidade de ter o distúrbio que as meninas. Quando você ouve falar de TDAH na mídia, pode ficar confuso com as diferentes estimativas do quanto ele é comum. Esses dados variam porque os critérios diagnósticos e técnicas de avaliação usados para identificar o distúrbio têm mudado com os anos. Independentemente da incidência exata, o TDAH é um distúrbio diagnosticado comumente. De fato, estima-se que, em média, pelo menos uma criança em cada sala de aula tenha TDAH. Mesmo usando as estimativas mais conservadoras, há bem mais de dois milhões de crianças diagnosticadas com TDAH só nos Estados Unidos!

Russel Barkley, da University of Massachusetts Medical Center e uma das principais autoridades do mundo em TDAH, acredita que embora os sintomas básicos sejam desatenção, impulsividade e hiperatividade, o TDAH é principalmente um distúrbio de desenvolvimento do autocontrole para muitas crianças. Em termos simples, elas têm dificuldades em aprender a controlar seus impulsos e seu comportamento. É como o Dr. Barkley ressaltou em seu livro *Taking Charge of ADHD: The Complete Authoritative Guide for Parents* (Guilford Press): trata-se de um distúrbio muito complicado e multifacetado, que pode ter um impacto profundo na vida de uma criança e de sua família. Crianças com TDAH muitas vezes sentem sérias dificuldades na escola e têm problemas de relacionamentos interpessoais com membros da família e amigos. O TDAH também tende a ocorrer aliado a outros problemas, como distúrbios de aprendizagem, depressão e ansiedade. O mais significativo para você é que muitas crianças com TDAH também têm problemas de comportamento, como teimosia, desobediência e acessos de raiva. São comportamentos característicos de crianças de temperamento forte.

Um aspecto de TDAH que dificulta o entendimento do distúrbio é que ele não é uma condição tudo-ou-nada. Como não há um sintoma-chave que seja visto apenas em crianças com TDAH, o diagnóstico se baseia na frequência e na intensidade de comportamentos específicos. Os comportamentos sintomáticos de TDAH (desatenção, impulsividade e hiperatividade) ocorrem pelo menos ocasionalmente, em algum nível, na maioria das crianças pequenas. Não é surpreendente que, por sua própria natureza, muitas crianças sejam frequentemente ativas e impulsivas, e também desatentas. Portanto, com uma criança pequena, pode ser muito difícil (não só para pais, mas também para profissionais) determinar se a frequência e a intensidade do comportamento dela garante um diagnóstico de TDAH ou se está na faixa normal para sua idade e gênero.

Vamos examinar essa questão de dificuldade de diagnóstico um pouco mais detalhadamente. Você sabia que mais de

50% das crianças em idade pré-escolar são classificadas em algum momento por seus pais como desatentas ou ativas demais? Entretanto, a vasta maioria dessas crianças não atende aos critérios para o diagnóstico de TDAH porque têm apenas um ou dois comportamentos associados ao distúrbio e não um padrão persistente de vários comportamentos. Quando há apenas um ou dois comportamentos preocupantes, as crianças nessa idade crescerão frequentemente sem esses comportamentos. Ou seja, sabemos que com os anos a maioria das crianças melhora sua atenção, torna-se menos impulsiva e mostra menos hiperatividade. Por exemplo, estudos de pesquisas indicam que a grande maioria de preocupações com a desatenção ou a hiperatividade de crianças entre três e quatro anos diminui no decorrer de seis meses, sem intervenção externa. Mas algumas crianças pequenas têm padrão persistente de comportamentos exigidos para o diagnóstico do distúrbio. De fato, muitos pais de crianças maiores diagnosticadas com TDAH, afirmam que a primeira vez em que ficaram preocupados com o comportamento de seu filho foi quando ele tinha três ou quatro anos.

Acreditava-se que a maioria das crianças superasse o distúrbio. Hoje sabemos que embora as crianças frequentemente apresentem melhora com relação à atenção, ao nível de atividade e de impulsividade à medida que crescem, muitas daquelas com TDAH continuam frequentemente a ter problemas acadêmicos e sociais significativos na adolescência e podem ter dificuldades profissionais e sociais quando adultos. Foi estimado que 70 a 80% das crianças diagnosticadas com o distúrbio durante a escola fundamental continuarão a apresentar sintomas na adolescência, e 50 a 65% continuarão a ter sintomas quando adultos.

Para ajudá-lo a entender melhor os comportamentos básicos do TDAH, vamos examinar os sintomas básicos de desatenção, impulsividade e superatividade mais detalhadamente.

- *Desatenção.* Problemas com a falta de atenção às vezes são difíceis de serem reconhecidos pelos pais. Isto porque a desatenção é mais óbvia em situações que podem ocorrer frequentemente fora de casa — que exigem atenção continuada em atividades ou tarefas desinteressantes. Por outro lado, a maioria das crianças, mesmo aquelas com TDAH, pode se concentrar ou prestar atenção quando assiste à televisão ou brinca com jogos de computador! Os problemas com desatenção costumam ser mais notados por professores porque as crianças têm de se manter atentas durante várias tarefas enfadonhas e repetitivas na escola. Mas é importante observar que os professores frequentemente deixam de notar a desatenção porque esta não afeta tanto a aula quanto comportamentos hiperativos ou impulsivos. Problemas permanentes específicos com crianças em idade escolar que sofrem do distúrbio podem incluir a falta de atenção a detalhes, não ser capaz de manter a atenção por tempo suficiente para completar tarefas, cometer erros por descuido e ser desorganizado. Devido ao aumento das exigências impostas às crianças quando entram na escola fundamental (como mudar de sala e ter vários professores durante o período de aula), comportamentos desatentos podem ser especialmente problemáticos nessa fase.

- *Impulsividade.* As crianças que são impulsivas frequentemente não esperam até que as instruções terminem para agir antes de pensar e, como resultado, frequentemente não entendem o que é exigido em uma determinada situação. Isto pode levar uma criança com TDAH a ser desobediente, e também a inúmeras outras dificuldades. Na escola, essas crianças podem não ir bem nas provas, em parte porque podem começar a responder às perguntas antes de lerem as instruções das provas. Crianças com TDAH também podem se apressar em responder às perguntas antes de o professor ou qualquer outra pessoa ter terminado de fazê-las. E por não esperarem até que a pergunta seja completada, suas respostas frequentemente são erradas. Esperar em fila na escola e aguardar a vez em jogos também pode ser bem difícil. Nessas e em outras situações sociais, as crianças impulsivas tendem a ter poucos limites físicos e, portanto, podem ser vistas como inconvenientes pelas outras crianças ou adultos. Às vezes elas também reagem impulsivamente quando sentem que foram enganadas por alguém, mesmo quando a pessoa não pretendia prejudicá-las (por exemplo, quando alguém pisa sem querer no pé da criança). Finalmente, agir antes de pensar pode levá-las a situações perigosas, por exemplo, correr para o meio da rua para pegar uma bola ou mergulhar em água rasa. Esses exemplos de impulsividade também ilustram a afirmação feita pelo Dr. Barkley de que o problema central de TDAH para muitas crianças é a falta de autocontrole.

- *Superatividade.* As crianças com TDAH são mais ativas, agitadas e inquietas que aquelas que não apresentam o distúrbio, da mesma idade e sexo. Os pais frequentemente relatam que seu filho superativo está sempre "em movimento", está "à toda", "fala sem parar" ou "não consegue parar quieto". Essas crianças têm dificuldade em ficar sentadas, principalmente na escola, mas também no carro, à mesa e mesmo para assistir a um programa favorito na televisão.

A presença ou a ausência de cada um dos sintomas centrais de desatenção, impulsividade e superatividade (também chamada hiperatividade) tem levado pesquisadores a diferenciar o TDAH em três tipos:

1. *O TDAH, tipo combinado,* envolve níveis significativos de desatenção e sintomas de hiperatividade/impulsividade.
2. *O TDAH, predominantemente do tipo desatento,* envolve níveis significativos de problemas de atenção, mas não de problemas de impulsividade/hiperatividade.
3. *O TDAH, predominantemente do tipo hiperativo, impulsivo,* envolve níveis significativos de problemas de hiperatividade/impulsividade, mas não de problemas de atenção.

É interessante saber que há atualmente muita controvérsia entre profissionais quanto ao tipo predominantemente desatento ser realmente um subtipo de TDAH ou um distúrbio totalmente distinto.

## O Que Causa TDAH?

Embora haja muitas teorias que tentam explicar o TDAH, a causa exata é desconhecida. Visto que se trata de um distúrbio complexo, é improvável que haja uma única causa. Provavelmente muitos fatores contribuam para o TDAH, e talvez fatores diferentes estejam envolvidos com crianças diferentes e em diferentes subtipos de TDAH.

Parece haver uma forte predisposição biológica para o TDAH. O Dr. Stephen Faraone, da Harvard Medical School, estima que 70% da causa pode ter base genética. Se um pai tem ou teve TDAH, há uma chance maior que 50% de seu filho ter TDAH. Se uma criança tem TDAH, há cerca de 33% de chance de seu irmão também ter o distúrbio.

Nos últimos anos, têm sido realizados estudos para identificar quais os aspectos de TDAH podem ser transmitidos geneticamente de pai para filho. Evidências atuais sugerem que vários genes podem estar envolvidos. Verificou-se a existência de um gene relacionado ao distúrbio que parece regular a atividade da dopamina, e é um neurotransmissor específico, uma substância química no cérebro que transmite mensagens de uma célula do cérebro para outra. À medida que a dopamina desempenha um papel fundamental em iniciar um movimento intencional, aumentando o grau de alerta e de motivação, problemas com esse neurotransmissor seriam consistentes com os sintomas de TDAH. Outro gene que tem sido implicado é aquele que parece estar relacionado ao comportamento que busca sensação na personalidade de uma pessoa.

Entretanto, mesmo que uma criança tenha o padrão de genes característicos de TDAH, não significa que ela terá definitivamente o distúrbio, mas correrá um risco maior de desenvolvê-lo. Como dissemos, há muitos fatores que contribuem para o TDAH, e há outros fatores que podem ser necessários para que os sintomas se manifestem realmente.

Outro fator que pode desempenhar um papel no desenvolvimento de TDAH é a lesão no cérebro, devido a complicações na gravidez resultantes de fatores como fumar ou consumir álcool nessa fase; problemas na hora do nascimento, como o bebê receber oxigênio insuficiente; e a exposição a níveis elevados de toxinas como chumbo, durante a infância. Para a maioria das crianças (certamente não todas) com TDAH, é menos provável que esses tipos de lesão desempenhem um papel mais importante do que os fatores genéticos. Mas note que nosso entendimento de como o TDAH se desenvolve ainda está no início. Esperamos que os avanços na tecnologia usada para estudar o cérebro contribuam para aumentar nosso crescimento na área. Por exemplo, estudos recentes têm constatado a diminuição do fluxo de sangue, da atividade metabólica e da atividade elétrica em certas partes do cérebro, como na região frontal, em crianças que têm TDAH. E talvez não seja surpreendente que se considere que essas áreas do cérebro envolvam a inibição do comportamento e a manutenção da atenção.

Existem outros fatores? Com os anos, vários agentes como aditivos em alimentos, açúcares refinados e alergênicos foram teoricamente ligados ao desenvolvimento de TDAH; mas estudos subsequentes bem-controlados não ofereceram muito suporte para essas teorias. *Parenting* (a ação de ser pais) também tem recebido atenção como um possível determinante de TDAH. Embora o comportamento dos pais seja importante para gerenciar problemas de comportamento que frequentemente acompanhem sintomas de TDAH, há pouca evidência para sugerir que esta seja uma causa de TDAH. Talvez fatores ambientais provavelmente desempenhem apenas um papel modesto na determinação da gravidade ou persistência de sintomas de TDAH como desatenção, impulsividade e hiperatividade.

## Devo Avaliar Meu Filho?

Como discutimos neste capítulo, muitas crianças em idade pré-escolar podem exibir algumas das características de comportamento de TDAH como parte de seu desenvolvimento normal; entretanto, relativamente poucas crianças apresentam um diagnóstico de TDAH. Então, o que você deve observar ao tentar saber se seu filho tem problemas suficientemente severos para ser diagnosticado com TDAH? Os primeiros sinais de advertência podem incluir um temperamento que envolve um nível muito alto de atividade, reações intensas e mau humor. A Tabela 4-1 — Sintomas de TDAH — contém mais exemplos específicos dos comportamentos considerados por profissionais para determinar se uma criança tem

***Sintomas de TDAH*** — ***TABELA 4-1***

**Grupo A**
**(Sintoma de Desatenção)**

- Tem problema para prestar atenção a detalhes; comete muitos erros por descuido
- Tem consistentemente dificuldade para manter atenção a atividades
- Distrai-se facilmente por coisas que estão à sua volta
- Não parece ouvir quando alguém está falando com ele
- Frequentemente não segue ordens (mas não para desafiar ou por falta de entender as ordens)
- Tem pouca capacidade de se organizar
- Evita atividades que exijam prestar muita atenção
- Perde ou esquece coisas frequentemente

**Grupo B**
**(Sintomas de Hiperatividade e Impulsividade)**

- Contorce-se, é inquieto e tem dificuldade para ficar sentado
- É muito ativo; corre e sobe em coisas quando não deve. Tem dificuldade em brincar tranquilamente
- Dá respostas antes de as pessoas terminarem de fazer as perguntas
- Tem dificuldade de esperar sua vez nas atividades
- Interrompe frequentemente os outros

Adaptado de *Diagnostic and Statistical Manual of Mental Disorders,* quarta edição, publicado pela American Psychiatric Association.

TDAH. Um ponto importante a lembrar é que seu filho deve mostrar um número grande e frequente de comportamentos sintomáticos — listados no grupo A (desatenção) ou B (hiperatividade/impulsividade) —, durante pelo menos seis meses. É necessário que pelo menos alguns desses comportamentos ocorram em dois ou mais ambientes, por exemplo, em casa e na escola. Finalmente, os comportamentos devem estar claramente fora da média para crianças em um dado nível de desenvolvimento e serem sérios o suficiente para estar causando problemas em interações sociais com adultos e colegas ou no aproveitamento escolar.

Casos graves de TDAH são relativamente fáceis de diagnosticar, principalmente em crianças mais velhas. No caso de crianças em idade pré-escolar, bem como casos moderados e limítrofes em crianças mais velhas isso fica mais difícil. A linha divisória entre um distúrbio diagnosticável e os limites superiores do comportamento normal é muito sutil. Se você suspeita de que seu filho tenha TDAH ou mesmo está próximo do limite, consulte um profissional para uma avaliação.

Se for decidido que o melhor é procurar uma avaliação profissional, é importante saber que não há um teste definitivo para TDAH, e os profissionais variam amplamente a maneira de avaliar uma criança. O primeiro passo é levar seu filho para um exame médico para descartar outros problemas potenciais, como dificuldades de visão ou audição. Além disso, embora seja muito raro, sintomas de problemas físicos crônicos como distúrbios tireoideanos, às vezes podem imitar os sintomas de TDAH. Uma vez que tais problemas foram descartados, o próximo passo é passar por uma avaliação de um profissional especializado em crianças com TDAH. Pode ser um psicólogo, um pediatra ou outro profissional que teve treinamento específico nessa área. Uma avaliação abrangente envolve entrevista, verificações de comportamento (completadas pelos pais e por professores), questionários clínicos, testes padronizados com base na clínica e, às vezes, observações de seu filho na escola ou em casa. Uma avaliação como esta é muito mais provável que resulte em um diagnóstico preciso do que uma análise breve, como uma entrevista curta com você sobre o comportamento de seu filho, o que infelizmente é tudo o que alguns profissionais fazem.

## Tratamento para TDAH

Se o seu filho é diagnosticado com TDAH, você precisa saber das opções de tratamento. Primeiro, é fundamental entender que os tratamentos disponíveis não curam o distúrbio. E, com base no conhecimento atual, também é improvável que seja encontrada sua cura em um futuro próximo. Hoje, os tratamentos envolvem a redução de sintomas e encontram maneiras de lidar mais efetivamente com o distúrbio, e geralmente precisam ser contínuos durante um longo período de tempo.

Durante anos, muitos tratamentos populares ou modismos para tratar o TDAH, como mudanças de dieta (por exemplo, a remoção de aditivos ou de açúcares e o uso de altas doses de vitaminas e minerais) e o biofeedback, não têm sido muito efetivos para a vasta maioria das crianças. O que apresentamos aqui são as condutas mais usadas e comprovadas de tratamento.

O tratamento mais comum envolve o uso de medicação. A classe mais efetiva e, portanto, mais comum para atenuar sintomas de TDAH são os psicoestimulantes. Consulte um médico especializado. Há pouca dúvida de que essas medicações podem ajudar muitas crianças com TDAH, principalmente se usadas em combinação com habilidades efetivas de *parenting*, como aquelas apresentadas nos capítulos posteriores deste livro. É importante destacar que uma resposta positiva a uma medicação estimulante não confirma o diagnóstico de TDAH. A medicação pode ajudar crianças, adolescentes e adultos a se concentrarem e a se tornarem menos impulsivos, tenham ou não TDAH.

Esse tipo de medicação parece funcionar estimulando níveis de dopamina no cérebro. Seu efeito sobre o comportamento é rápido e pode ser observado dentro de trinta a quarenta e cinco minutos após a ingestão (com efeito de pico tipicamente de duas a quatro horas).

Entretanto, perdem seu efeito dentro de três a sete horas. Assim, crianças precisam tomar frequentemente várias doses por dia (hoje existem formulações mais novas de ação mais prolongada). Os estimulantes são efetivos para aproximadamente 75 a 90% das crianças com TDAH. Crianças que não respondem a uma certa medicação estimulante podem responder positivamente a outra, e para crianças que não respondem a qualquer estimulante, outros tipos de medicação (antidepressivos e anti-hipertensivos) são sugeridas. Medicações estimulantes têm o maior impacto nos sintomas de hiperatividade, impulsividade e desatenção. Também tendem a aprimorar o comportamento e o desempenho em sala de aula. É importante lembrar que atualmente há poucas evidências para indicar que o uso de estimulantes resulta em mudanças a longo prazo em qualquer um desses comportamentos. Ou seja, essas medicações podem ajudar enquanto estão sendo ingeridas, mas não "curam" o TDAH.

No geral, medicações estimulantes parecem ser relativamente seguras; mas poucas pesquisas foram feitas sobre a segurança de drogas para crianças com menos de cinco anos de idade. Os efeitos colaterais comuns para crianças incluem distúrbio de sono, diminuição de apetite, dores de estômago e dores de cabeça, bem como nervosismo e irritabilidade. A medicação também pode interferir no crescimento das crianças; mas estudos recentes revelaram que ela só atrasa, e não bloqueia o crescimento. A severidade da maioria dos efeitos colaterais está relacionada à dosagem — quanto maior a dosagem, maior a probabilidade de ocorrência de efeitos colaterais. A maior parte dos efeitos colaterais é moderada e diminui com o tempo (ou com a diminuição da dose). Efeitos colaterais mais sérios são raros, mas não deixe de discutir sobre o assunto com um médico.

A medicação estimulante não costuma ser recomendada para o tratamento de TDAH em crianças com menos de quatro anos por questão de segurança e por trazer benefícios apenas moderados para essa faixa etária. O tratamento recomendado frequentemente para a idade pré-escolar é a abordagem da ação dos pais que descreveremos posteriormente neste livro. Em termos ideais, as habilidades apresentadas devem ser utilizadas não só por pais, mas também por professores de pré-escola e outros adultos que fazem parte da vida da criança para ajudar a diminuir seu comportamento perturbador.

Um dos requisitos mais importante para o êxito no tratamento com medicação é o uso da dosagem adequada para uma criança. Isso requer frequentemente avaliação cuidadosa da resposta da criança a doses diferentes. Por essa razão, é necessário que o médico que fará a prescrição seja bastante experiente no uso de medicações estimulantes no tratamento de TDAH, e que pais e professores observem cuidadosamente a criança e mantenham o médico informado de suas respostas à medicação.

Ultimamente, a mídia tem expressado preocupações consideráveis sobre erro de diagnóstico de TDAH e a resultante medicação de crianças. Na década de 90, houve um aumento marcante no uso de estimulantes. Em um artigo de capa sobre Ritalina, em 1998, a revista *Time* relatou um aumento de sete vezes no uso desse remédio de 1990 a 1998. Parte desse aumento parece ser resultado de diagnóstico e tratamento inadequados (crianças que estão sendo medicadas quando não atendiam a todos os critérios de diagnósticos). Atualmente, a maioria dos pesquisadores acredita que o aumento no uso de estimulantes reflete basicamente a maior consciência em relação ao distúrbio.

Como já mencionamos, as intervenções não são limitadas à medicação. Pais e professores precisam utilizar habilidades efetivas no tratamento de problemas de comportamento relacionados a TDAH. Essas habilidades, que incluem as descritas nos Capítulos 6 a 10 deste livro (que apresentam o programa de cinco semanas para pais de crianças com temperamento forte), podem ser muito úteis na redução de alguns desses problemas (por exemplo, comportamentos de oposição, como não obedecer e fazer birra). Em contraste, a terapia individual (em que um terapeuta dedica tempo somente ao seu filho) não tem sido comprovada como uma intervenção efetiva para esses tipos de problemas.

A melhor forma de tratamento inclui tanto a medicação quanto o uso de habilidades efetivas de gerenciamento do comportamento por parte de pais e professores. O protocolo da American Academy of Pediatrics sobre TDAH afirma que a medicação não deve ser considerada a única abordagem de tratamento para crianças com TDAH (e deve ser prescrita somente depois de cuidadosa avaliação). Em uma abordagem de tratamento combinado, a medicação reduz basicamente problemas como desatenção, impulsividade e hiperatividade; e as habilidades efetivas usadas por pais e professores tratam basicamente de problemas relacionados como de oposição e comportamento agressivo, e problemas no relacionamento pais-filhos. Uma abordagem alternativa preferida por alguns pais, principalmente aqueles que têm filhos pequenos, é tentar mudar suas habilidades de *parenting* inicialmente, e se isto não for efetivo em si, então usar a abordagem combinada.

## Recurso para Apoio e Informação Caso Seu Filho Tenha TDAH

A Children and Adults with Attention Deficit/Hyperactivity Disorder (CHADD) é uma organização americana, sem fins lucrativos, representando crianças e adultos com TDAH. Fundada em 1987 por um grupo de pais interessados, a organização cresceu e passou a ter mais de quatrocentas filiais em todos os Estados Unidos e no Canadá. O objetivo da CHADD é melhorar a vida de pessoas com TDAH por meio de sua educação, defesa e apoio. A organização produz várias publicações, inclusive um boletim informativo, uma revista e planilhas com dados. Também realiza uma conferência anual e mantém um site (www.chadd.org) que fornece uma riqueza de informações, em inglês, sobre questões relacionadas a TDAH. No Brasil, você pode encontrar informações na Associação Brasileira do Déficit de Atenção — ABDA, no site www.tdah.org.br.

## Obtenção de Serviços Especializados na Escola para uma Criança com TDAH

Quando uma criança com TDAH tem dificuldade na sala de aula por causa de seu comportamento (por exemplo, em prestar atenção) ou problemas na aprendizagem (por exemplo, em terminar seu trabalho), um pai ou professor pode sugerir uma avaliação para determinar se serviços especializados podem ser fornecidos para aprimorar o desempenho da criança na escola.

Se quiser pesquisar sobre o assulto consulte, também, o site www.centrolumi.com.br, do Centro Terapêutico Educacional — LUMI.

# Parte II

# Tratamento do Temperamento Forte: Um Programa de Cinco Semanas

*Depois de ter lido a Parte I, você já deve estar entendendo melhor os vários fatores que contribuem para o comportamento de seu filho com temperamento forte. A nossa estratégia agora é aprender técnicas de* parenting *(da ação de ser pais) para tratar de problemas associados a esse comportamento. Os capítulos da Parte II ensinam essas técnicas na forma de um programa de cinco semanas. Começamos com uma discussão sobre como você pode decidir se o comportamento de seu filho precisa mudar (Capítulo 5).*

*Em seguida apresentamos nosso programa de cinco semanas. Cada um dos cinco capítulos subsequentes discute uma habilidade diferente, e você aprende uma por semana. Elas se baseiam umas nas outras; por isso, é importante que você domine cada habilidade antes de passar para a seguinte. O domínio envolve mais do que simplesmente entender a habilidade no dia-a-dia com seu filho. As habilidades que você estará aprendendo são: dar atenção (Capítulo 6), recompensar (Capítulo 7), ignorar (Capítulo 8), dar ordens efetivas ao seu filho (Capítulo 9), e isolar seu filho corretamente (Capítulo 10). Finalmente, no Capítulo 11, discutimos como integrar todas elas para atingir a efetividade máxima na mudança do comportamento de seu filho.*

# 5

# O Comportamento de Meu Filho Precisa Realmente Mudar?

*"Tenho de dizer pra Karen recolher os brinquedos pelo menos dez vezes antes de ela atender!"*

*"Jimmy é um terror no supermercado — sempre pede bala, corre pelos corredores, pega coisas e tem crises de birra."*

*"No jantar, Bob briga constantemente com sua irmã. Ele a imita, dá chutes por baixo da mesa e interrompe-a toda vez que ela tenta dizer alguma coisa."*

*"Tracy parece saber que quando estou telefonando, ela pode fazer o que quiser porque eu não faço nada para contê-la."*

Essas afirmações se parecem com algumas que você faz sobre seu filho? Em caso afirmativo, usar o programa de cinco semanas vai diminuir os problemas de comportamento de seu filho com temperamento forte e melhorar o relacionamento entre vocês dois. As habilidades que você vai aprender são aquelas que todos os pais devem usar. Entretanto o programa foi desenvolvido originalmente, é e efetivo clinicamente, com crianças com temperamento forte que são muito desobedientes e apresentam outros comportamentos pertur-

**PLANILHA 5-1**

### Comportamentos-Problema de Crianças com Temperamento Forte

Qual das seguintes palavras e frases descrevem seu filho ou o comportamento dele? Assinale o quadradinho correspondente a cada comportamento que ele apresenta pelo menos ocasionalmente. Se você assinalou vários desses comportamentos, o programa de cinco semanas deve ser particularmente benéfico.

- ☐ É desobediente
- ☐ Tem crises de birra
- ☐ Exige atenção
- ☐ É teimoso
- ☐ Grita
- ☐ Discute
- ☐ Ameaça os outros
- ☐ Exibe-se
- ☐ Irrita-se facilmente
- ☐ Xinga
- ☐ É agressivo
- ☐ Culpa os outros
- ☐ É insolente
- ☐ É destrutivo
- ☐ Mente
- ☐ É negativo

badores. Este capítulo ajudará a decidir se você e seu filho precisam deste programa.

## Comportamentos-Problema

Uma forma de decidir se você precisa do programa de cinco semanas é avaliar se o seu filho apresenta frequentemente tipos de comportamentos problemáticos. A Planilha 5-1 lista mais de doze comportamentos-problema — principalmente desobediência e comportamentos perturbadores comuns entre crianças com temperamento forte. Embora vários dos comportamentos citados na planilha, como ataques de birra e teimosia, sejam muito comuns entre crianças com temperamento forte, outros comportamentos como mentir e roubar ocorrem menos frequentemente. Esses problemas mais "severos" podem aparecer se os problemas de comportamento mais comuns não forem conduzidos efetivamente e se agravarem com o tempo. Se o seu filho mostra muitos desses comportamentos, o programa de cinco semanas deve ser benéfico, pelo menos em parte.

## Situações-Problema

Outra forma de avaliar se o comportamento de seu filho de temperamento forte merece uma intervenção sistemática de *parenting* é considerar como ele se comporta em situações que apresentam problemas com frequência. Para ajudá-lo a fazer isso, a Planilha 5-2 lista inúmeras situações comuns em que os pais interagem frequentemente com seus filhos de dois a seis anos. Essas situações focalizam atividades de rotina como ir se deitar à noite, tomar banho e fazer compras de supermercado.

Na primeira coluna correspondente a cada situação, indique se o comportamento de seu filho é um problema. Você tem dificuldade em fazer seu filho acatar suas instruções em cada situação? Na coluna seguinte, anote com que frequência seu filho é um problema nessa situação. Por exemplo, é difícil fazer seu filho ir se deitar todas as noites da semana ou apenas em uma ou duas noites?

Nas duas colunas seguintes, escreva o que costuma acontecer em cada situação-problema. O que você faz? O que seu filho faz? Voltando ao exemplo da hora de dormir, você coloca seu filho na cama à força, lhe dá boa-noite, mas logo em seguida ele sai da cama e vai para a sala onde você está assistindo à tevê. Nesse caso, o que você faz? Coloca-o de volta na cama ou o deixa ficar? Se você o coloca de volta na cama, ele se levanta de novo? Nesse caso, o que você faz?

Para cada situação-problema, enumere o que seu filho faz e o que você faz em resposta. É muito importante o que acontece no final da interação. No exemplo da hora de dormir, você desiste e o deixa ficar acordado?

Muitos pais consideram completar esta planilha uma experiência de alerta. Eles descobrem que a maioria dessas situações de rotina envolve problemas com o comportamento

**PLANILHA 5-2**

## *Situações em Que Crianças com Temperamento Forte Costumam Exibir Problemas*

| Situação | Há um problema? | Qual a freqüência? | O que você faz? | O que seu filho faz? |
|---|---|---|---|---|
| Ir para a cama | | | | |
| Levantar-se de manhã | | | | |
| Hora da refeição | | | | |
| Hora do banho | | | | |
| Quando você está falando ao telefone | | | | |
| Quando você tem visita em casa | | | | |
| Dirigir | | | | |
| Compras de supermercado | | | | |
| Comer em restaurantes | | | | |

do filho. Foi o que aconteceu com a mãe que conta a seguir o que acontece quando ela está falando ao telefone:

> *"No minuto em que eu telefono para minha mãe ou para uma amiga, parece que Steve fica 'de antena' e percebe que pode fazer o que quiser. Ele atormenta a irmã, pula no sofá, sobe no balcão da cozinha para pegar bala e começa a tirar coisas da geladeira. É incrível, estou ocupada conversando e só posso vê-lo, sem ter o que fazer, e fico cada vez mais frustrada. Agora, odeio quando o telefone toca!"*

Alguns pais têm problemas com seu filho em apenas uma ou duas das situações apresentadas na Planilha 5-2. Se você é um desses pais, passar cinco semanas em um programa de *parenting* é uma forma eficiente de resolver esses problemas. Esse padrão de comportamento sugere problemas nas interações gerais entre pais e filhos. Em tais circunstâncias, é muito importante usar o programa de cinco semanas para mudar essas interações gerais em vez de tentar resolver cada situação-problema separadamente. Aprimorar as interações, de modo geral, resolve muitos dos problemas individuais com uma criança com temperamento forte.

## Grau de Obediência

Outra maneira de determinar a magnitude dos problemas de comportamento de seu filho é interagir com ele. Isto lhe dará algumas informações em primeira mão sobre as dificuldades entre vocês. Tudo o que você precisa para esta interação é de alguns brinquedos e ficar um tempo sozinho com ele. Você lhe dá uma série de ordens e observa como reage. Crianças com temperamento forte normalmente não são obedientes!

Mark Roberts, psicólogo em Idaho State University, desenvolveu um conjunto-padrão de ordens chamado Teste de Obediência (Compliance Test), que os pais podem usar para avaliar o quanto seus filhos são obedientes. Essas trinta ordens são apresentadas na Tabela 5-1. Para administrar esse teste, você dirá a seu filho que quer que ele faça algumas coi-

## Ordens para Testar a Obediência

TABELA 5-1

Brinquedos necessários: gato, urso, cachorro, sapo, caixa, três carros, caminhão basculante, casa, coelho, boneco, dois blocos. (Nota: A substituição de alguns brinquedos é aceitável.)

1. Coloque o gato na caixa.
2. Coloque o urso na caixa.
3. Coloque o sapo na caixa.
4. Coloque o cachorro na caixa.
5. Coloque o coelho na caixa.
6. Coloque este bloco no caminhão.
7. Coloque este carro no caminhão.
8. Coloque o boneco no caminhão.
9. Coloque este bloco no caminhão.
10. Coloque este animal no caminhão.
11. Coloque este carro na casa.
12. Coloque o boneco na casa.
13. Coloque este bloco na casa.
14. Coloque este animal na casa.
15. Coloque este carro na casa.
16. Coloque este carro na caixa.
17. Coloque a pessoa na caixa.
18. Coloque este bloco na caixa.
19. Coloque este animal na caixa.
20. Coloque este boneco na caixa.
21. Coloque o gato na caixa.
22. Coloque o urso na caixa.
23. Coloque o sapo na caixa.
24. Coloque o cachorro na caixa.
25. Coloque o coelho na caixa.
26. Coloque este carro no caminhão.
27. Coloque este carro no caminhão.*
28. Coloque este carro no caminhão.
29. Coloque este bloco no caminhão.
30. Coloque este bloco no caminhão.

*Cada um dos três carros e cada um dos dois blocos deve ser colocado no caminhão nas ordens 26-30.

*Fonte*: Mark W. Roberts, Professor de Psicologia, Idaho State University. Reimpresso com autorização.

sas para você. Distribua os brinquedos descritos conforme as instruções da Tabela 5-1 e então dê as ordens exatamente como elas são apresentadas. Não diga nem faça nada a mais. Registre se o seu filho obedece ou não dentro de cinco segundos, e então dê nova ordem. Continue até ter dado as trinta ordens. Você pode substituir os brinquedos especificados por outros.

Provavelmente você irá observar várias coisas à medida que dá as ordens. Primeiro, seu filho pode obedecer com menos frequência à medida que recebe mais ordens. Isto é muito comum, por isso não se surpreenda. Segundo, muito poucas crianças acatam todas as ordens. Portanto, não espere a obediência total; isto é irrealista.

Como saber se o seu filho tem problema com obediência? Se ele obedece a menos de 60% das vezes (dezoito de trinta ordens), você terá razão de questionar se ele é obediente. Entretanto você deve considerar outros fatores também. Por exemplo, ele responde "Você não pode me mandar fazer isso.", fica agressivo ou emburrado? Todos esses comportamentos e sua obediência real devem lhe fornecer informações preciosas sobre o comportamento de seu filho e o quanto ele tem temperamento forte. Não é de surpreender que os pais cujas crianças têm pontuação baixa no Teste de Obediência façam relatórios como os seguintes:

> *"É tão frustrante! Não consigo colocar Mark na cama à noite e não consigo fazê-lo levantar de manhã. Digo a ele para se levantar, chacoalho, volto várias vezes ao quarto, mas ele não se levanta. Finalmente, coloco-o sentado na cama e visto-o, enquanto ele grita e faz beicinho. No final, estamos ambos desarrumados e é tão tarde que o café é horrível e apressado. Quem pensaria que começaríamos quase todos os dias assim?"*

> *"Tracy é surpreendente — ela nunca quer tomar banho, mas quando entra na banheira, não quer sair! Assim que eu digo que é hora do banho, ela grita e corre. Tenho literalmente que lutar com ela para tirar a roupa e então quase a arrasto até a banheira. Mas depois que ela está na água, fica bem até que é hora de sair. Aí a luta recomeça!*

*Tenho de tirá-la à força, e ela fica chutando e gritando, e tentar enxugar e vestir uma criança que se irrita, chora e age como ela, é de matar!"*

Vamos entender por que prestamos atenção especial à obediência ou desobediência de uma criança. Vários pesquisadores clínicos têm sugerido que a desobediência é o ponto fundamental de problemas de comportamento para crianças pequenas. O que isto significa? Primeiro, a desobediência é o comportamento-problema que ocorre mais frequentemente entre as crianças. Segundo, e talvez ainda mais importante, a desobediência é o comportamento-problema que prepara o cenário para outros comportamentos-problema. Ou seja, se a desobediência for resolvida logo cedo, será improvável que a criança exiba comportamentos que possam ser problemáticos nos anos pré-escolares ou mesmo depois. Esses outros comportamentos-problema derivam do comportamento original de não-obediência. Assim, é importante determinar se a desobediência é um comportamento-problema básico de seu filho — o que é provável entre crianças com temperamento forte.

Vamos voltar às situações na Planilha 5-2. Seu filho é desobediente na maioria dessas situações? Por exemplo, ele não obedece quando você o manda ir para cama, sentar-se à mesa de jantar ou sair da banheira? Cada uma dessas situações representa um momento em que você está tentando fazer seu filho obedecer. Além disso, tanto nas situações diárias (Planilha 5-2) quanto no Teste de Obediência (Tabela 5-1), seu filho pode demonstrar alguns dos comportamentos-problema apontados na Planilha 5-1. Por exemplo, ele pode discutir, gritar e ficar agressivo. Como provavelmente você esteja começando a ver, todas as maneiras que apresentamos para examinar o comportamento dele contribuem para formar um quadro de criança com temperamento forte.

## Seu Nível de Frustração

Há um teste final para ver se você deve seguir o programa de cinco semanas. Este é muito fácil e requer apenas alguns minutos de reflexão cuidadosa. Responda a esta questão: "Fico frustrado frequentemente com o comportamento de meu filho e com meu fracasso em ajudá-lo a se comportar melhor?". Se a resposta for "sim", você deseja algo melhor para seu filho e para si mesmo. O programa de *parenting* de cinco semanas é para você!

## Introdução ao Programa de Cinco Semanas

O programa de cinco semanas para tratar de temperamento forte consiste em cinco habilidades de *parenting* a serem aprendidas uma por vez. As habilidades desenvolvem-se umas baseadas nas outras, por isso é importante dominar a primeira habilidade antes de passar para a segunda. Dominar uma habilidade envolve mais do que simplesmente entendê-la e saber o que fazer; você deve usá-la realmente todos os dias com seu filho. É por isso que se aprende apenas uma habilidade por semana. Acredite ou não, é necessário pelo menos uma semana para dominar uma nova habilidade de *parenting* e torná-la parte de seu dia-a-dia!

Assim, em cada semana do programa, você será exposto a uma habilidade e, então, irá praticá-la diariamente. Depois de ter dominado a habilidade, o que deveria exigir uma semana, mas pode muito bem levar mais tempo, você passará para a habilidade seguinte. Mas você não passará até ter dominado a primeira. Esta é a força do programa de cinco semanas para tratar o temperamento forte — ele envolve mudança real de comportamento de sua parte e de sua criança.

Ele é muito mais efetivo se o casal, em lares com pai e mãe, passar pelo programa de cinco semanas também. Se ambos passarem pelo programa juntos, poderão esperar uma melhora muito maior no comportamento de seu filho e um melhor relacionamento entre todos os membros da família. Além disso, vocês podem praticar habilidades entre si antes de tentarem usá-la com a criança. Um de vocês pode fazer o papel do filho e o outro, o papel de pai. Um pratica as habilidades e então os papéis são trocados. Isso pode ser constrangedor no início, mas pode melhorar muito sua oportunidade de aprender a habilidade e de usá-la consistente e efetivamente.

## As Famílias Smith e Jones

Para você entender os tipos de problemas sentidos por outras famílias com filhos de temperamento forte e como o programa de cinco semanas pode ajudar, vamos examinar duas famílias hipotéticas. Vamos chamá-las de Smith e Jones. Acompanharemos ambas as famílias durante o programa de cinco semanas.

### *A Família Smith*

John e Barbara Smith cresceram juntos em uma pequena cidade. Começaram a namorar no colegial. Então, enquanto Barbara fazia a faculdade local da comunidade, John frequentou uma universidade estadual, cerca de três horas de distância. Durante os dois primeiros anos de faculdade, Barbara e John continuaram a se encontrar; depois do segundo ano, eles decidiram se casar. Barbara passou a trabalhar como secretária, enquanto John continuou os estudos na universidade estadual. Quando ele completou seu curso em administração dois anos depois, eles se mudaram para uma cidade em um estado vizinho, e então John aceitou um emprego em vendas em uma empresa nova, mas próspera.

Quase imediatamente depois de mudarem, para a felicidade do casal, Barbara ficou grávida. Nove meses depois nasceu Susan. Durante os dois anos seguintes, Barbara dedicou-se às tarefas de dona-de-casa e aos cuidados de Susan. O marido trabalhava longas horas, mas todos que o conheciam podiam dizer que a família dele era prioridade.

Logo depois do segundo aniversário da filha, novamente para a felicidade do casal, Barbara engravidou novamente. Nove meses depois nasceu Tim. Quase imediatamente o casal notou que Tim era um bebê muito diferente do que a irmã havia sido. Enquanto Susan deitava na cama balbuciando ou brincava alegremente no chão, Tim muitas vezes era irritadiço, dormia pouco à noite e tinha dificuldade de se alimentar, pois mamava pouco e depois chorava e reclamava. Quando Susan era bebê, Barbara cumprimentava John alegremente quando ele voltava do trabalho. Na mesma fase da vida de Tim, ela estava frequentemente irritada, cansada e frustrada quando o marido chegava em casa. Ele, que antes relaxava à noite, brincava descontraído com a filha, contava o que acontecera durante o dia detalhadamente e ouvia Barbara, passou a assumir muitas responsabilidades com Tim à noite. Durante toda a noite, o casal se alternava para cuidar de Tim, que chorava, o que acontecia a cada duas ou três horas.

Nos dois anos seguintes, o comportamento do menino mudou, mas infelizmente não melhorou. Em vez de chorar para o pegarem no colo, Tim engatinhava e andava pela casa destruindo revistas, quadros e as bonecas de sua irmã. Barbara viu-se como a mamãe que só dizia "não". Como ela mesma dizia: "Parecia que toda vez que eu tinha algo a dizer a ele, começava com 'Não, não faça isto, Tim.'". Barbara se viu batendo cada vez mais no filho, arrumando desculpas para sair de casa assim que John chegava, e tendo pensamentos recorrentes do tipo "Amo meu filho, mas sem dúvida não gosto dele!". Esses pensamentos geralmente eram seguidos por sentimentos de culpa, principalmente quando Tim adormecia à noite.

Logo depois que o menino fez dois anos e meio, Barbara engravidou novamente. Diferente dos seus sentimentos nas primeiras duas gestações, nem John nem Barbara ficaram entusiasmados. De fato, ambos não sabiam como seriam capazes de lidar com mais outra criança se o temperamento forte do filho exigia tanto esforço e tempo deles. Além disso, ambos consideravam Susan como a "criança perfeita", e estavam preocupados que com outro filho ela recebesse ainda menos atenção que teve desde o nascimento de Tim.

Além de suas preocupações com os dois filhos, o casal não estava se dando bem. Barbara estava frequentemente mal-humorada e deprimida, enquanto John trabalhava mais horas e se irritava com mais facilidade durante o período em que ficava em casa. Ele respondia frequentemente para Barbara, e passava cada vez menos tempo com os filhos. Reclamava de como a casa andava desarrumada, dizendo: "Não consigo lidar com todo o estresse de meu trabalho e a bagunça em casa!".

Durante o início de sua terceira gravidez, Barbara adoecia frequentemente e tinha pouca energia. Nesse período, parece que os problemas de comportamento do filho se agravaram. Ele parecia estar brigando constantemente com sua irmã; gritava "Você não pode me mandar fazer isto!" com sua mãe; recusava-se a obedecer até mesmo à menor ordem dos pais e levava horas para ir dormir à noite. Seu comportamento fora de casa com os pais não era melhor. No supermercado, o menino largava a mão de sua mãe e corria pelos corredores. Quando Barbara o pegava, ele começava a gritar na hora, se jogava no chão e fazia birra. Por estar grávida e pelo tamanho de Tim, Barbara simplesmente não podia lidar com ele em lugares públicos. Como resultado, todas as saídas de casa se limitavam às vezes em que o pai podia estar presente. De fato, eles só saíam de casa com Tim quando era absolutamente necessário!

Nesse período os pais finalmente perceberam que o comportamento de Tim era um problema que eles deveriam resolver. Além disso, o ambiente em casa não era mais positivo como costumava ser. Brincar com os filhos, ter conversas em família em volta da mesa da cozinha, assistir à televisão juntos e fazer piqueniques no parque eram coisas que eles não faziam mais. As horas divertidas se foram e a vida em família tinha se tornado uma obrigação. Como resultado, John e Barbara decidiram fazer um esforço conjunto para melhorar o comportamento do filho e tornar sua casa um lugar mais positivo para todos. Tomar aquela decisão melhorou os ânimos e o entusiasmo da família.

## A Família Jones

Ed e Patrícia se conheceram durante o terceiro ano de faculdade, quando estavam na mesma classe de jornalismo em uma universidade particular na Costa Leste dos EUA. Embora tivessem interesses muito diferentes, sentiam atração um pelo outro. Ele adorava esportes, festas e grandes grupos de amigos. Ela adorava assistir a filmes em casa e jantares românticos. No entanto, os dois estavam apaixonados e, assim que se formaram, se casaram.

Ed e Patrícia mudaram-se para uma cidade na Costa Oeste, onde ele foi trabalhar em uma grande empresa e Patrícia passou a trabalhar como redatora free-lancer. Ela teve sucesso quase imediatamente quando vários de seus artigos foram publicados em revistas populares. De fato, o sucesso dela parecia distanciá-la do marido, visto que ele recebia pouco reconhecimento e nenhuma promoção em sua empresa.

Quando ela ficou grávida aos vinte e nove anos, o relacionamento com Ed pareceu melhorar. Pela primeira vez em vários anos, eles tinham um objetivo em comum: criar um filho. Quando Lisa nasceu, o casal assumiu o papel de pais dedicados. Talvez surpreendentemente, Lisa reagiu positivamente à atenção excessiva dos pais e era vista por todos como uma criança dócil.

A vida de Patrícia girava em torno de Lisa e de seu sucesso como articulista free-lancer. Sentindo-se excluído do relacionamento entre Lisa e a mãe, e incapaz de partilhar o sucesso de carreira da esposa, Ed se distanciou da família. Acabou retornando a atividades que gostava de realizar antes do casamento, passando seu tempo extra em eventos esportivos e em bares locais.

Patrícia e Ed começaram a discutir mais frequentemente sobre o comportamento dele. No início as brigas ocorriam quando a filha estava dormindo; mas logo começaram a brigar durante o resto do dia e na frente da menina. Finalmente, Ed e Patrícia concordaram em se separar. Acabaram se divorciando. Lisa agora tinha quatro anos e meio.

O divórcio não foi fácil para nenhum deles. Ed parecia ter ainda menos interesse na filha do que antes, e Patrícia ficou mais envolvida com seu trabalho e iniciou um novo relacionamento amoroso. Entretanto, ninguém mudou mais do que Lisa; ela já não era vista como uma criança dócil, mas como uma menina difícil. Quando a menina decidia fazer alguma coisa, não havia nada que Patrícia pudesse fazer para que mudasse de ideia. Além disso, ela costumava se recusar a fazer até mesmo as tarefas mais simples que permitiam a pais e filhos passarem um dia comum. Lisa se negava a colocar o casaco de manhã quando saía para ir à pré-escola, se recusava a tomar banho e interrompia sua mãe constantemente com perguntas e exigências, sempre que Patrícia estava falando ao telefone. Patrícia passava o tempo tentando convencê-la, implorando, exigindo, ameaçando e, às vezes, gritando com Lisa — e nada disso funcionava.

Primeiro, a mãe achou que o comportamento da filha melhoraria com o tempo. Mas, depois de seis meses, Patrícia percebeu que o comportamento da menina estava piorando, em vez de melhorar. Ela sabia que precisava fazer algo, em vez de esperar que Lisa "superasse" o mau comportamento. Ela precisava de ajuda!

# 6

# Semana 1: Dar Atenção

A primeira habilidade no programa *parenting* (ação de ser pais) de cinco semanas é dar atenção — descrever o comportamento adequado de seu filho e, às vezes, imitar o que ele está fazendo. Por várias razões, esta é uma das habilidades mais importantes porque constitui a base para um relacionamento mais positivo entre vocês. Ao melhorar esse relacionamento, você poderá aprender as habilidades seguintes com mais eficácia, e o comportamento de seu filho pode melhorar significativamente. Dar atenção é realmente simples. Permite melhorar o comportamento de seu filho e ele sente você interessado nas coisas positivas que ele faz. Ao pensar no comportamento da criança com temperamento forte, muitos de seus pensamentos podem focalizar aspectos negativos. Estar atento lhe dará uma chance de reverter essa situação, na medida em que você notar alguns de seus comportamentos positivos.

É importante que você saiba, antes de começar o programa, que muitos pais achavam que dar atenção ao filho era a habilidade mais difícil de aprender. É porque os aspectos negativos do comportamento de seu filho são os mais evidentes para você. Como resultado, aprender a se manter atento exigirá esforços substanciais de sua parte.

Para ver como isto é importante, pense nos chefes para quem você trabalhou. Como eles se relacionavam com os funcionários? Tente pensar nas três principais características do supervisor para quem você *mais* gostou de trabalhar e nas três principais características do supervisor para quem você *menos* gostou de trabalhar. Quando as pessoas citam tais características, frequentemente dão respostas parecidas. As características dos supervisores para quem menos gostaram de trabalhar incluem ser excessivamente negativo, não ligar para os funcionários e não ser compreensivo. Os supervisores para os quais mais gostaram de trabalhar são descritos como pessoas que valorizam o trabalho dos funcionários, compreensivas e afetuosas, que davam aos funcionários feedbacks positivos. As pesquisas mostram que os funcionários cujos supervisores eram pessoas agradáveis não são apenas mais felizes no emprego, mas também mais produtivos. Seu papel no relacionamento pai-filho é muito parecido com o de um supervisor.

Quando você pensa no relacionamento com seu filho, como você descreveria suas características como "supervisor"? Muitos pais de filhos de temperamento forte caem em um ciclo de excessiva negatividade e fornecem pouco afeto e feedback positivo. Os filhos de temperamento forte podem perceber, muitas vezes com exatidão, que seus pais sempre notam seu comportamento inadequado, mas raramente notam ou reconhecem seu bom comportamento. Então, continuam a se portar inadequadamente, e seus pais se tornam cada vez mais negativos. Por outro lado, os pais que aprendem e usam a habilidade de demonstrar atenção são percebidos como sendo mais afetuosos e mais cientes do comportamento adequado do filho. Ao demonstrarem atenção, os pais aprimoram a maneira de se relacionar com seus filhos, e como resultado seus filhos podem se tornar não só mais satisfeitos, como também mais dispostos a colaborar.

## O Papel da Atenção

Quando os pais usam a habilidade de demonstrar atenção, estão comunicando que notam e se interessam pelo comportamento adequado do filho. Se existe um ambiente familiar positivo (veja o Capítulo 12), uma criança valorizará a atenção de seus pais. Nessas condições, estar atento ao comportamento adequado da criança vai aumentar a probabilidade de que ela se comporte adequadamente por mais tempo.

Eis alguns exemplos de como um pai mantém-se atento ao comportamento de um filho:

- "Nossa, como essa pilha de blocos está alta!"
- "Você está colocando o bloco amarelo em cima do azul!"
- "Agora você está dirigindo o caminhão!"
- "Você está fazendo um círculo com o caminhão!"
- "Você está pintando a figura de vermelho!"
- "Você está colorindo o céu de azul!"
- "Você está alinhando todos os brinquedos!"
- "Você está colocando a bola perto do balde!"
- "Você está enchendo a bexiga!"
- "A bexiga está crescendo muito!"
- "Opa, a bexiga estourou!"

Observe que o pai não dá ordens e não faz perguntas. Ele simplesmente descreve exatamente o que a criança está fazendo. Note que há uma exclamação depois de cada sentença. Isto significa que as declarações são ditas com emoção positiva e entusiasmo.

Além de descrever, um pai também pode estar imitando o que seu filho está fazendo. Por exemplo, se ele está empilhando blocos, os pais podem empilhar blocos também. A imitação não só transmite aprovação do comportamento da criança, mas também ensina crianças pequenas a brincar com os outros.

Demonstrar atenção parece simples. Porém, como já notamos, não é! A maioria dos pais de crianças de temperamento forte não passa muito tempo prestando atenção ao comportamento adequado de seus filhos. Em vez disso, suas interações envolvem basicamente ordens e perguntas. Esse estilo de interação indica que os pais de uma criança de temperamento forte geralmente estão interessados em fazer seu filho obedecer a eles, comportando-se conforme as ordens dadas ou respondendo às perguntas. E muitos pais agem assim. Além disso, quase sempre deixam de conferir se as ordens dadas foram obedecidas pelo filho ou se este responde às perguntas que lhe são feitas. Como resultado, uma criança com temperamento forte tende a ignorar seus pais e, com o

## *Dois Estilos de Interagir*

Aqui estão duas transcrições de interações entre um pai e um filho. Na primeira, o pai dá principalmente ordens e faz perguntas. Na segunda, o pai usa apenas a atenção. Cada frase é indicada da seguinte forma: (c) para um comando, (p) para pergunta e (a) para atenção.

**Interação Dominada por Ordens e Perguntas**

Pai: Vamos brincar agora. (c)
Filho: OK.
Pai: Do que você quer brincar? (p)
Filho: Não sei.
Pai: Bem, não temos muito tempo. Você decide. (c)
Filho: Vamos brincar com blocos.
Pai: Vai ser divertido.
Filho: Eu sei.
Pai: Passa pra cá para podermos brincar. (c)
Filho: OK.
Pai: Você está mesmo fazendo uma pilha bem alta de blocos. (a)
Filho: Eu sei.
Pai: Então, você acha que pode fazer um castelo como o da foto? (p)
Filho: Não sei.
Pai: Bem, tente fazer um. (c)
Filho: Vou tentar.
Pai: Então você deve colocar os blocos grandes embaixo. (c)

**Interação Dominada por Atenção**

Pai: Você está pronto para brincar agora? (a)
Filho: Claro que estou.
Pai: Ontem você construiu um forte grande.
Filho: Sim! Hoje vou fazer um castelo.
Pai: Vai ser bárbaro!
Filho: É.
Pai: Agora você está formando um grande círculo com os blocos marrons! (a)
Filho: Eles serão meu fosso.
Pai: Menino, você consegue construir paredes altas mesmo, hein?! (a)

Filho: Agora vou construir uma torre.
Pai: Nossa, você está fazendo uma torre muito alta. (a)
Filho: Espero que ela não caia.
Pai: Você está fazendo umas construções muito engenhosas dentro do castelo. (a)
Filho: Sim, são para os soldados dormirem.
Pai: E agora você colocou um portão! (a)
Filho: O rei e todos os seus homens precisam de um portão para entrar.

As diferenças podem parecer sutis, mas são duas mensagens bem diferentes. No primeiro diálogo o pai está comunicando que logo tem algo a fazer e que a agenda dele, e não do filho, é mais importante. No segundo, o pai está comunicando que está interessado em seu filho e em suas atividades.

tempo, obedece a comandos e responde a perguntas cada vez com menos frequência. Lamentavelmente, quanto mais uma criança ignora seus pais, mais comandos e perguntas os pais acham que precisam dar e fazer para tentar fazer o filho acatar suas ordens, esquecendo-se daquilo que é o mais importante: a interação entre eles. Como você pode ver, inicia-se um círculo: quanto menos uma criança responde, mais ordens e perguntas um pai faz; quanto mais ordens e perguntas do pai, menos o filho responde!

Para melhorar o relacionamento com seu filho, você deve mudar esse ciclo negativo de dar mais ordens e fazer mais perguntas, e raramente ser atendido pelo filho. Demonstre atenção como primeiro passo. O objetivo deste capítulo é ensinar a habilidade e, no decorrer da semana, começar a aplicá-la nas interações diárias com seu filho.

## As Famílias Smith e Jones

Vamos observar como as famílias Smith e Jones aprenderam a incorporar a atenção em seu dia-a-dia.

## *A Família Smith*

John e Barbara Smith estavam preocupados com Tim. Eles decidiram tentar fazer mudanças em seu comportamento e na vida familiar. Perceberam que em cerca de quatro meses, quando o terceiro filho estava para nascer, seria difícil encontrar tempo e energia para focalizar basicamente o comportamento do filho. Agora era hora de mudar!

Uma dessas mudanças era se tornar mais positivo com Tim, e o casal percebeu que dar-lhe atenção seria uma excelente maneira de fazer isso. Barbara e John leram sobre as habilidades de demonstrar atenção. Inicialmente, o pai achava que descrever o comportamento de Tim repetidamente parecia tolice. Entretanto, ele disse: "Vou tentar qualquer coisa.", e concordou em praticar as habilidades de demonstrar atenção com Barbara, para que ambos pudessem aprender a usá-las.

Isso foi mais difícil do que eles tinham imaginado no início. O casal se pegava fazendo perguntas ("O que você está fazendo?") e dizendo a Tim o que fazer, em vez de simplesmente descrever a atividade dele enquanto brincavam. Primeiro, Barbara, que ficava com o menino mais tempo do que o pai, se comprometeu com as sessões de prática, e conseguiu reservar algumas horas para brincar com ele diariamente. Entretanto, John estava mais do que desejoso de observar Barbara praticando com Tim. Nessas horas ele notava quantas perguntas e instruções ela dava na interação. Isso o fez pensar em seu próprio comportamento com o filho. Ele começou a perceber que à mesa do jantar, durante o banho e quando jogavam bola fora da casa, quase tudo o que ele dizia para seu filho era uma pergunta ou um comando para fazer alguma coisa.

À medida que John observava mais vezes a mãe brincando com o filho, ele também percebeu que o comportamento de Barbara foi ficando mais positivo, ela dava mais atenção, exigia e questionava menos, e Tim parecia gostar mais da companhia da mãe e se mostrava menos agitado e mais colaborador ao brincar. Ver Barbara e Tim levou John a concluir:

"Talvez esse negócio de dar atenção tenha fundamento mesmo.". Ao mesmo tempo, Barbara estava tendo uma reação semelhante às suas próprias experiências em usar as habilidades de dar atenção a Tim e observava John e Tim em suas brincadeiras cada vez mais frequentes.

O casal começou a discutir maneiras de usar a atenção em outros momentos, além dos horários reservados, e a usar as habilidades também com a filha mais velha, Susan. Barbara viu que se levasse os brinquedos de Tim para a cozinha, ele brincaria no chão enquanto ela descreveria suas atividades e preparava o jantar. Susan também reagia à atenção de Barbara. De fato, ela dava um sorriso largo para sua mãe e dizia: "Gosto de estar com você, mamãe.". O pai começou a usar as habilidades de dar atenção quando ele e Tim iam fazer compras de supermercado. Em vez de ouvir rádio, John descrevia a paisagem pela qual passavam para Tim; ele também descrevia o comportamento de seu filho. O menino parou de se contorcer constantemente e tentar se livrar do cinto de segurança e começou a ouvir seu pai e a conversar com ele.

John e Barbara começaram a perceber que usar a atenção era exatamente o oposto do que eles faziam. Antes, quando o filho estava se portando mal, eles em geral lhe davam atenção, a maioria das vezes de uma forma negativa. Sempre que ele estava se comportando adequadamente, eles aderiam à filosofia "Deixemos as crianças adormecidas em paz". John dizia: "Era tão raro Tim agir corretamente que sempre que ele se portava bem, não comentávamos nada porque ele poderia parar".

Os pais perceberam que a habilidade de dar atenção se destinava a concentrá-los no bom comportamento de Tim. Quanto mais eles faziam isso, mais percebiam que Tim nem sempre agia mal, e realmente gostavam de estar com ele, pelo menos parte do tempo. De sua parte, Tim parecia gostar e respondia bem à atenção, permitindo que interações positivas mais longas ocorressem com seus pais. Claro que ainda havia muitas horas difíceis, e Tim continuava a resistir quando se tratava de obedecer às instruções de seus pais. Entretanto, aquele foi pelo menos um começo. Alguma coisa positiva estava acontecendo na família Smith.

## A Família Jones

Patrícia estava tendo cada vez mais problemas com o difícil comportamento de Lisa depois que ela e Ed se divorciaram. Dar atenção era especialmente difícil para Patrícia, em grande parte porque sozinha ela não achava tempo para praticar as habilidades com a filha. Ela não dispunha de tempo suficiente e de esforço necessários para se dedicar mais à menina. Afinal, a vida dela era agitada, e Ed se transferiu para a Costa Leste para assumir uma promoção há muito esperada. Embora eles nunca tivessem discutido isso, ambos sabiam que criar Lisa era responsabilidade exclusiva de Patrícia. Ela estava contente em evitar os constrangimentos que muitas de suas amigas divorciadas enfrentavam ao dividir a educação dos filhos com seus ex-maridos; mas estava apreensiva quanto aos desafios de lidar sozinha com uma criança de temperamento forte.

No entanto Patrícia sabia que precisava praticar as habilidades de dar atenção para aprendê-las e ajudar a mudar o comportamento de Lisa. Ela logo percebeu que as horas extras para praticar a habilidade não eram necessárias. Em vez disso, começou a ter sessões práticas em horários em que ela já estava com Lisa. Ela praticava dar atenção à sua filha no carro, enquanto iam e voltavam da creche, e à noite, quando ela e Lisa jantavam juntas. Primeiro, Lisa não estava muito entusiasmada porque isso envolvia deixar a televisão desligada, para que elas pudessem se concentrar uma na outra. Mas, à medida que a atenção da mãe aumentava, a insistência de Lisa em assistir à TV diminuía e finalmente desapareceu de vez.

Para Patrícia, a importância da habilidade de dar atenção assumiu um significado adicional quando ela começou a receber atenção nacional por alguns de seus trabalhos. Uma amiga íntima e confidente, que sabia que Patrícia estava usando a prática da atenção, disse: "Você parece gostar das pessoas que lhe dão atenção tanto quanto Lisa gosta que você lhe dê atenção". Com esse comentário, Patrícia parece ter "descoberto" algo; de repente ela percebeu que a atenção positiva pode ser significativa para qualquer pessoa, inclusive Lisa.

O comportamento de Lisa começou a se tornar menos difícil. Mãe e filha aproveitavam mais horas positivas juntas, como deitarem-se na cama e rirem juntas. Patrícia descobriu que estava achando cada vez mais agradável o tempo que ficava com Lisa. Esta ainda exigia atenção e queria fazer as coisas a seu modo, mas os bons momentos pareciam estar ocorrendo cada vez mais frequentemente.

## Aprendendo a Dar Atenção

A maneira mais efetiva de aprender as habilidades de dar atenção é reservar sessões de prática específicas. Durante essas sessões, o pai descreve em voz alta o que a criança está fazendo. Quando um pai está demonstrando bem sua atenção, qualquer pessoa que esteja ouvindo a conversa em um outro ambiente, pode descrever exatamente o que a criança está fazendo. Dar atenção é muito parecido a um radialista transmitindo cada lance de um jogo esportivo. Durante as sessões iniciais, muitos pais se sentem quase ridículos usando a habilidade de dar atenção porque isso os faz parecer crianças. De fato, é exatamente assim que queremos que você pareça!

Para começar as sessões de prática, reserve pelo menos dois períodos de dez minutos por dia. São períodos em que você e a criança podem se sentar para brincar sem serem interrompidos. Encontrar tempo para essa prática é difícil para as famílias ocupadas de hoje. Entretanto, é *absolutamente necessário* que você faça isso, para que aprenda efetivamente a habilidade de dar atenção; isto também será necessário para você aprender as outras habilidades. Para melhorar o temperamento forte de seu filho, você tem de tornar tanto a quantidade como a qualidade do tempo que você passa com ele uma prioridade, para que você possa aprender as habilidades efetivamente. Chamamos a isto de ficar *focado na criança*. Quando você faz isso, toda a sua atenção, pensamentos e verbalização estão focados em seu filho. Você não está pensando no jantar, no trabalho ou em qualquer outra coisa. Apenas nele!

Uma vez terminado o programa, você será capaz de diminuir alguns de seus focos em seu filho; entretanto, você pode não querer abrir mão desse momento especial nunca mais.

Pode achar que estar com seu filho é muito mais agradável e recompensador do que era!

Dentro de cada sessão de prática de dez minutos, sente-se no chão com ele e pegue alguns brinquedos. Diga a seu filho que você quer brincar do que ele quiser (desde que seja razoável). Enquanto brincam, sua função é descrever o comportamento adequado de seu filho com frases que demonstrem atenção. Se ele exibe pequenos comportamentos inadequados durante a prática, tente ignorá-los. Além de dar atenção ao comportamento adequado de seu filho, você também pode imitar o comportamento de brincar dele, mas, ao fazer isso, você não deve orientar nem estruturar suas atividades. Assim como descrever, a imitação quer dizer: "Estou interessado em você e no que você está fazendo". De igual importância, você *não* deve usar comandos e perguntas nem tentar ensinar seu filho (por exemplo, "Johnny, este bloco é vermelho".) durante as sessões. Neste momento, é seu filho que vai dirigir a atividade.

Se você é como muitos pais de crianças de temperamento forte, pode estar tão acostumado a dar ordens e a fazer perguntas que nem percebe o quanto está interagindo com seu filho dessa forma. Pode ajudar muito gravar sua prática com seu filho e ouvi-la mais tarde. Ou pedir que seu companheiro ou alguém próximo anote o número de frases de atenção, ordens e perguntas que você dá na sessão prática. Você pode ficar surpreso com quantas ordens e perguntas!

Quando os pais começam a tentar usar menos comandos e perguntas durante essas interações, frequentemente têm dificuldade em pensar como transformar o que querem dizer instintivamente em atenção. Na situação prática, você precisa pensar cuidadosamente em cada sentença que vai formular. Assim, se você pensa em dizer "Você está empilhando blocos?", tente mudar a pergunta para uma frase de atenção, simplesmente dizendo: "Agora você está empilhando blocos!". Tal sentença não exige nada de seu filho, mas o faz saber que você está interessado nas atividades dele.

Continue as duas sessões práticas de dez minutos com seu filho durante sete dias sempre gravando ou anotando. (Desculpe, mas não há fins de semana nem férias para pais!)

**TABELA 6-1**

## *Diretrizes para Sessões Práticas: Dar Atenção*

| O Que Você Não Deve Fazer | O Que Você Deve Fazer |
|---|---|
| Dar qualquer instrução | Dar atenção (descrever) ao comportamento adequado de seu filho |
| Fazer qualquer pergunta | Imitar o comportamento de brincar de seu filho |
| Tentar ensinar | Gravar a sessão ou pedir que alguém anote |
| | Recompensar-se por seus esforços e desempenho |
| | Reconhecer que aprender a dar atenção efetivamente exigirá um trabalho substancial de sua parte |

Depois de cada sessão, ouça a gravação ou veja as anotações. Assim como você faz com seu filho, enfoque as partes positivas de seu desempenho. Não seja excessivamente crítico; você está aprendendo uma nova abordagem com o *parenting*, e isso levará tempo. Recompense-se por dedicar tempo, esforço e melhorar seu desempenho como pai. Dê um tapinha em suas costas, cumprimente-se, dê uma volta, assista a um programa humorístico favorito de televisão — faça algo realmente agradável e reforçador para si mesmo. A ação de ser pais é difícil, e seus esforços devem ser recompensados!

As diretrizes pelas sessões de prática de atenção são resumidas na Tabela 6-1.

Note que depois do terceiro dia, você precisará assumir uma segunda atribuição. Encontre dois "horários naturais" durante o dia para dar atenção a seu filho por pelo menos cinco minutos. Pode ser enquanto você está dirigindo o carro, sentado ao lado dele, enquanto ele toma banho, ou fazendo compras de supermercado juntos. Todas essas, e muitas outras in-

***Atribuições Diárias Para a Semana 1: Dar Atenção*** — ***PLANILHA 6-1***

| **Tarefas** | **Dias** 1 | 2 | 3 | 4 | 5 | 6 | 7 |
|---|---|---|---|---|---|---|---|
| 1. Dois horários de prática de dez minutos | ☐ | ☐ | ☐ | ☐ | ☐ | ☐ | ☐ |
| 2. Dois horários naturais de cinco minutos | | | | ☐ | ☐ | ☐ | ☐ |
| 3. Período de uma hora: vinte comentários que demonstram atenção | | | | | ☐ | ☐ | ☐ |

terações diárias com seu filho, são momentos excelentes para começar a incorporar a habilidade de atenção na rotina diária. É somente quando a habilidade se torna uma parte natural de suas interações diárias com seu filho que o comportamento dele e o relacionamento de vocês começarão a melhorar.

Finalmente, depois do quarto dia e continuando pelo resto da semana, escolha um período de uma hora quando você e seu filho estão em casa juntos. Pode ser no final da tarde ou à noite, após o jantar. Sua tarefa é dar a ele pelo menos vinte comentários de atenção durante essa hora. Alguns pais compraram um contador de bolinhas para contar quantos comentários de atenção eles dão e para se lembrarem de que eles devem estar dando atenção nesses horários de prática. Esses pais têm relatado que usar o contador realmente os ajudou muito. Se você preferir, substitua por outro lembrete, como uma fita amarrada no pulso.

A Planilha 6-1 esboça os requisitos diários para você nessa semana, em termos de aprendizagem e de usar a habilidade de dar atenção. Faça um X nos quadradinhos da planilha ao completar a atribuição de cada dia.

## Praticando Sua Nova Habilidade

Você pode estar pensando: "Eu nunca mais devo dar outro comando a meu filho nem fazer-lhe uma pergunta?". De forma alguma. Seu filho faz tantas outras coisas todos os dias.

Nesses horários, você deve continuar a dar comandos ao seu filho. Além disso, há muitas horas em que você desejará fazer uma pergunta a ele. Entretanto, quando você fizer isso, não deixe de ouvir a resposta dele. Por que fazer uma pergunta se você não está disposto a esperar pela resposta? Sempre que você deseja fazer uma pergunta ou dar uma ordem, considere se suas interações com seu filho envolvem instruções e perguntas demais, e se é necessário fazer isso neste caso. Muitas vezes, dar atenção é tão adequado quanto emitir um comando ou pergunta e muito mais efetivo para melhorar o relacionamento com seu filho.

Se isto parece difícil, não se desespere. O programa de cinco semanas para tratar do temperamento forte envolve um esforço substancial de sua parte. Como um de nossos avós costumava dizer, "Não há substituto para o trabalho árduo!". Claramente, ser pais é um trabalho árduo, e mudar a maneira de você educar é ainda mais difícil. Tente se recompensar em um intervalo de vários dias por ter conseguido cumprir com as atribuições. Dê a si mesmo o direito de assistir a um vídeo, fazer um almoço especial, ou algo que lhe agrade. Você merece isto!

É importante aprender essa habilidade em uma situação em que está brincando com seu filho. Depois de aprender a habilidade nesta situação estruturada, você pode começar a usá-la o dia todo. Ao dar atenção ao seu filho o dia todo, você o faz saber que está interessada no comportamento adequado dele e está reconhecendo esse comportamento.

Por favor, concentre-se apenas em dar atenção nos próximos sete dias. Resista à tentação de ler os próximos capítulos! Este programa é mais efetivo quando você aprende e pratica apenas uma habilidade por vez. Cada habilidade subsequente é conquistada com base nas anteriores. Os pais que tentam passar pelo programa apressadamente e aprender todas as habilidades de uma só vez frequentemente não conseguem mudar os aspectos negativos do comportamento do filho. O temperamento forte de seu filho não se desenvolveu rapidamente, e não vai mudar rapidamente. A paciência é muito importante!

# 7

# Semana 2: Recompensar

Quando você pratica e aplica a habilidade de dar atenção, está simplesmente descrevendo ou imitando o que seu filho faz, enquanto ele está brincando ou envolvido em alguma outra atividade. A próxima habilidade que você vai aprender — *recompensar* — destina-se a mostrar a seu filho que você aprova o que ele está fazendo. As recompensas não substituem a atenção, mas são dadas com base nela. Em outras palavras, você ainda deve descrever o comportamento positivo de seu filho, mas em algumas ocasiões deve ir além e também elogiar ou recompensar o comportamento.

Neste capítulo, descreveremos os tipos mais importantes de recompensas importantes e explicaremos como você pode aprender a usá-las efetivamente. Em geral, e como indicamos no Capítulo 2, as recompensas podem ser sociais ou não-sociais (materiais) (veja a Tabela 7-1). As recompensas sociais podem ser verbais, físicas ou atividades.

## Recompensas Verbais

De todas as recompensas para seus filhos pequenos, as mais importantes são as *recompensas verbais*, ou elogios. As recompensas *verbais rotuladas*, em que você elogia o comportamento de seu filho e refere-se exatamente ao que seu filho fez que lhe agradou, são de extrema importância. Por exemplo, você pode dizer: "Obrigada por recolher seus brinquedos!".

| *Tipos de Recompensas* | *TABELA 7-1* |
|---|---|

**Recompensas Sociais**

- Verbal: Elogiar o comportamento desejável de seu filho
- Físico: Fornecer contato físico (por exemplo, um tapinha nas costas) depois de um comportamento desejável de seu filho
- Atividades: Fazer atividades selecionadas pelo seu filho depois de um comportamento desejável dele

**Recompensas Não-Sociais**

- Dar brinquedos ou presentes depois de um comportamento desejável de seu filho

Pense nessa afirmação. Você não só está elogiando seu filho como também reforçando a ação exata que a levou a elogiá-lo (recolher os brinquedos). Aqui estão alguns outros exemplos de recompensas verbais:

- "Gosto quando eu chamo para jantar e você atende!"
- "Estou orgulhoso de você por brincar tão tranquilamente!"
- "Obrigada por recolher seus blocos!"
- "Eu realmente gosto quando você me obedece!"
- "Nossa, você realmente limpou seu quarto direitinho!"
- "Obrigado por me ajudar a preparar o jantar!"
- "Estou realmente orgulhoso de você por fazer um trabalho escolar tão bom!"
- "Você é um supergaroto por brincar tão bem com sua irmã!"
- "Bob, eu realmente adorei que você veio da primeira vez que eu o chamei!"
- "Eu notei realmente o quanto você tentou me ajudar enquanto fizemos compras!"
- "Você levantou logo da cama esta manhã quando eu o chamei! Obrigada!"

Em todos estes exemplos, você está elogiando seu filho e reforçando seu comportamento adequado.

Para crianças na pré-escola, isto é extremamente importante. Os pais precisam ser positivos com os filhos, mas também é preciso deixar claro para eles exatamente quais os comportamentos que estamos elogiando. Quanto mais informações e feedback pudermos fornecer para nossos filhos quando conversamos com eles, mais eles vão aprender o comportamento adequado.

Em algumas ocasiões, você pode não ter tempo nem sentir a necessidade de reforçar o comportamento exato de seu filho. Nesses casos, você pode fazer comentários breves, ou *recompensas verbais não-rotuladas*. Exemplos dessas recompensas incluem as expressões "bom trabalho", "excelente" e "obrigado". Novamente, cada uma dessas sentenças permite que seu filho saiba que você aprova seu comportamento e está orgulhoso dele. Entretanto essas afirmações gerais tendem a ser menos efetivas.

Para muitos de nós, as recompensas verbais não são feitas naturalmente. Portanto, você pode desejar anotar alguns exemplos de recompensas verbais que pode usar com seu filho. Mantenha o cartão consigo e consulte a lista de vez em quando. Isso o ajudará a se lembrar modos de elogiar seu filho quando ele está se portando adequadamente.

Para usar as recompensas efetivamente, você tem de considerar não apenas *o que* dizer, mas também *como* dizer. Faça um elogio com um tom entusiasmado, demonstrando satisfação. Evidentemente, nem todos nós somos muito expressivos. Se este for o seu caso, procure se tornar mais expressivo quando você está elogiando seu filho. Uma afirmação positiva como "Eu realmente gosto quando você recolhe seus brinquedos." não é muito reforçadora se dita em um tom sem graça. Pense em como se expressar quando você está realmente entusiasmado com alguma coisa. É dessa forma que você deve oferecer recompensas verbais ao seu filho.

## Recompensas Físicas

O segundo tipo de recompensa social é uma *recompensa física*, como um tapinha nas costas, passar o braço pelos ombros de seu filho ou piscar para ele. Essas são maneiras típicas de mostrar a ele que você está satisfeito com o comportamento que ele está exibindo. Abraços e beijos também podem ser usados como recompensas físicas, mas é melhor usar essas manifestações de amor frequentemente com seu filho do que reservá-las para recompensas.

Pense em quanto contato físico positivo você tem realmente com seu filho. Temos trabalhado com muitos pais descontentes com o comportamento do filho, que acabam não tendo muito contato físico com ele. Se você for um desses pais, comece a trabalhar nisso tocando gentilmente os ombros de seu filho de vez em quando, ou dando um tapinha nas costas dele. Um simples piscar de olhos ou um tapinha de brincadeira pode ser muito significativo para a criança. Um objetivo realista é tentar ter vinte contatos a mais por dia do que você tem agora. Você ficará surpreso em ver o quanto isto pode funcionar.

## Atividades Feitas Como Recompensa

O terceiro tipo de recompensa social é uma *atividade* — participar com seu filho de alguma atividade que ele realmente goste. Quando as crianças têm problemas de comportamento, seus pais tendem a interagir com elas somente quando precisam: na hora do banho, das refeições e na hora de dormir. Infelizmente, isto elimina qualquer chance de interações agradáveis em torno de alguma atividade que seu filho aprecie. Usar uma atividade que ele goste como recompensa pode ser um reforço muito positivo. As atividades feitas como recompensa podem incluir brincar com um jogo, ler uma história ou dar uma volta. Essas atividades podem ser realizadas depois que seu filho recolheu os brinquedos ou mostrou perseverança em uma tarefa difícil. Mas não use esses tipos de atividades somente como recompensas — reserve o máximo de tempo possível para atividades divertidas com seu filho. Vocês vão se divertir e o relacionamento melhorará.

Atividades feitas como recompensa são uma maneira básica de se tornar mais focado na criança. Isto é importante para você como pai. Quanto mais você concentra sua atenção em seu filho e se porta como criança, mais você gostará dele, melhorará o relacionamento de vocês e até o achará mais ansioso para colaborar. Tornar-se criança significa fazer coisas com seu filho de que ele goste — atividades como empilhar blocos, dar uma volta, jogar bola, brincar com bonecas ou jogar Nintendo. Em todas essas atividades, você tem de se soltar e chegar ao seu nível de criança.

Como você decide o que é uma atividade recompensadora para seu filho? Uma forma é lembrar-se das coisas que seu filho lhe pediu para fazer com ele. Outra é simplesmente perguntar o que ele gosta de fazer. Você também pode fazer uma lista de atividades como recompensa e deixá-lo saber que essas são coisas que vocês dois podem fazer juntos sempre que ele completar certas tarefas.

## Recompensas Não-Sociais

Juntamente com os tipos de recompensas sociais estão as recompensas *materiais* ou *não-sociais* — objetos desejados como brinquedos ou tratos especiais. Esses tipos de recompensa às vezes são úteis quando você começa a ensinar um novo comportamento. Mas saiba que as recompensas não-sociais devem ser sempre combinadas com o elogio. O mais importante para seu filho é a sua atenção. Em outras palavras, dar simplesmente um brinquedo a um filho pelo bom comportamento não será muito efetivo para mudar o comportamento dele. Em vez disso, sua atenção na forma de recompensas sociais é mais importante e deve ser ligada naturalmente a usar recompensas não-sociais.

## As Famílias Smith e Jones

Vamos voltar às famílias Smith e Jones. Ao aprender a habilidade de recompensar, eles enfrentaram vários desafios. Entretanto, também se sentem satisfeitos com alguns sucessos.

### *A Família Smith*

Quando visitamos Barbara e John Smith pela última vez, eles estavam começando a ter mais momentos positivos com Tim e tinham percebido a importância de descrever o bom comportamento do filho. Em contraste com a noção de dar atenção, que era nova para os Smiths, a noção de recompensas certamente não era novidade. Tanto John quanto Barbara leram sobre a importância de recompensas para o comportamento positivo em vários artigos de revista sobre crianças. No entanto eles pensavam basicamente em recompensas como balas e brinquedos, que viam como propinas pelo bom comportamento. A ideia de que a atenção servia como recompensa para crianças e adultos era menos familiar a eles, e a ideia de que as recompensas não eram propina também era nova. Em particular, Barbara e John nunca entenderam que a maneira de ensinar as crianças a se portarem adequadamente é usar recompensas, no início frequentes, por pequenas mudanças no comportamento, exigir gradualmente mais mudança de comportamento para receber uma recompensa e, uma vez que o comportamento foi aprendido, diminuir as recompensas quando o comportamento passa a ser mantido pela gratificação interna e não por recompensas externas.

O casal descobriu que é fácil incorporar recompensas em suas sessões de prática com Tim. Mas incorporar recompensas em sua rotina diária é que foi mais difícil. Em particular, eles continuavam a pensar em disciplinar o comportamento negativo em vez de focalizar comportamentos positivos menos frequentes do menino. Os dois tinham de trabalhar juntos para desenvolver um plano sistemático antes de poderem mudar gradualmente seu foco dos aspectos negativos para os positivos.

John e Barbara selecionaram um comportamento, enquanto Tim brincava tranquilamente. O enfoque era observar quando ele não interrompia e não quando ele interrompia. John, em particular, descobriu que isso era extremamente difícil. A conduta dele para lidar com qualquer tipo de problema sempre foi resolvê-lo diretamente, em vez de tentar evitar antes que ocorresse. Barbara, no início, assumiu a liderança em trabalhar com o comportamento de interromper de Tim. Sempre que John e Barbara começavam a conversar, Barbara virava para Tim e o elogiava por brincar tranquilamente. No início, o menino olhava para ela sem entender e, certa ocasião, perguntou por que ela estava falando daquele jeito com ele. Não demorou muito para ele simplesmente olhar para ela, sorrir e continuar brincando. Ao mesmo tempo em que Barbara continuava a elogiar Tim por não interromper, John começou a fazer gradualmente comentários positivos para o filho. As interrupções de Tim passaram a ser cada vez menos frequentes, e com o tempo o pais descobriram que podiam elogiar menos do que o faziam inicialmente.

Uma vez que o casal sentiu que estava enfocando os períodos de tempo em que Tim não estava interrompendo, eles decidiram começar a recompensar um segundo comportamento positivo. Focalizando um comportamento por vez, o casal não se sentiu tão sobrecarregado com os comportamentos de Tim. Em vez disso, foram tratando lenta mas efetivamente de cada um desses comportamentos que estavam causando dificuldades em casa. Não é de surpreender que Barbara e John descobriram que a cada novo comportamento que tratavam, ficava mais fácil para eles usar recompensas pelo bom comportamento, e as atitudes do filho começaram a mudar mais rapidamente.

Barbara e John não só começaram a recompensar o bom comportamento de Tim, mas também começaram a usar as mesmas habilidades com Susan. O comportamento dela melhorou ainda mais rapidamente que o de Tim. Fazê-la desempenhar os deveres diários, como limpar seu quarto, exigia esforço mínimo de Barbara e John, uma vez que eles explicavam claramente a Susan o que eles queriam dizer com um quarto limpo e a elogiavam durante e depois da limpeza.

John e Barbara Smith estavam se sentindo em uma fase boa. Eles traçaram um plano e podiam ver uma mudança positiva no comportamento de Tim ocorrendo aos poucos. Além disso, eles estavam se empenhando para ter uma vida familiar mais agradável, inclusive um relacionamento melhor entre o casal. Trabalhar juntos para resolver efetivamente os problemas trouxe mais compensações do que eles previram!

## *A Família Jones*

Quando nos sintonizamos pela última vez com Patrícia e Lisa Jones, elas estavam tendo momentos mais positivos juntas, à medida que Patrícia usava a habilidade de dar atenção. O conceito de recompensa foi captado com facilidade por Patrícia, pois ela estava recebendo atenção substancial em sua carreira. Além disso, a atenção que ela recebia no novo relacionamento era positiva, em comparação com a falta de atenção do ex-marido enquanto estiveram casados. Assim, a ideia de focalizar o comportamento positivo, recompensar pequenas mudanças no comportamento e usar elogios com Lisa fazia sentido para ela.

Como dar atenção, o mais difícil para Patrícia era o tempo e a energia para identificar, se concentrar e elogiar comportamentos positivos. Com a ajuda de uma amiga e confidente no trabalho para resolver alguns problemas, Patrícia decidiu separar algumas horas, duas vezes por semana, para ter atividades prazerosas sem Lisa e ninguém mais. Patrícia achava que esse momento lhe permitiria se tranquilizar e ganhar mais energia para focalizar os bons comportamentos da filha, e decidiu voltar a andar a cavalo, uma atividade que adorava fazer antes de se casar. Patrícia descobriu que andar a cavalo era exatamente o que ela precisava. Era um tempo em que ela ficava longe do trabalho e distante das dificuldades diárias com Lisa. Isso lhe permitia pensar em qual dos comportamentos da menina ela queria tentar melhorar e como usar as recompensas para atingir esse objetivo. Além disso, isto lhe dava uma energia renovada para essa tarefa. A nova regra que aplicou enquanto andava a cavalo não era pensar no trabalho, mas divagar por algum tempo e depois se concentrar em Lisa.

Patrícia sentia certa culpa por tomar um tempo para si quando estava tão ocupada e já tinha tão pouco tempo com a filha. Entretanto sua amiga ressaltou que ela estava simplesmente aplicando o programa de *parenting,* o ato de ser mãe, para si mesma — estava se recompensando por um trabalho bem-feito com Lisa e permitindo-se tempo para planejar como ser uma mãe mais eficiente. Vendo seu próprio comportamento dessa forma, Patrícia foi capaz de controlar seus sentimentos de culpa. Além disso, pela primeira vez em muito tempo, estava contente consigo, como mãe, em casa.

## Preocupações Comuns sobre Recompensas

Como os Smith, muitos pais têm preocupações quanto a dar recompensas. Talvez a pergunta mais comum seja "Usar recompensas com meu filho não é apenas uma maneira de suborná-lo?". Mas propina e recompensa *não* são a mesma coisa. Todos nós trabalhamos por recompensas — pense nas recompensas, inclusive na remuneração financeira, que você recebe por fazer um bom trabalho. Por outro lado, a propina é usada para induzir alguém a fazer alguma coisa ruim ou errada, o que obviamente não é seu objetivo ao usar recompensas com seu filho.

Algumas autoridades no assunto dizem que o elogio e recompensas verbais são muito diferentes de encorajamento. Vêem o elogio como inadequado, por ser usado apenas quando uma criança realiza algo, e o encorajamento como adequado, por ser usado para o esforço e aprimoramento. Essas pessoas acreditam ainda que o elogio se baseia na concorrência e na comparação, enquanto o encorajamento se baseia nos ativos e nos pontos fortes de uma criança. Discordamos dessa visão estreita do elogio. Em nossa opinião, o *elogio* é usado pelo esforço e aprimoramento e *se baseia* nos ativos e nos pontos fortes de uma criança! Acreditamos que muitos dos exemplos que elas dão de frases de encorajamento e elogio sejam frequentemente arbitrários e semânticos. O elogio e o encorajamento são ambos recompensas sociais usadas para aumentar o comportamento desejável. Todas as recompensas sociais, inclusive o elogio e o encorajamento, são importantes. Incentivamos você a usar o encorajamento com seu filho!

Outra preocupação comum sobre recompensas é se uma criança irá depender de recompensas e não terá motivação própria. De fato, as recompensas não destroem a motivação própria; na verdade, elas a promovem. A maneira como nós — como pais, professores ou supervisores — ensinamos qualquer comportamento novo inicialmente é por meio de recompensas. Uma vez que o comportamento é aprendido, diminuímos gradualmente as recompensas externas e as auto-recompensas (motivação própria) passam a manter o comportamento. Assim, suas recompensas ensinam seu filho de temperamento forte quais os comportamentos que você, como pai, deseja que ocorram mais frequentemente. Com o tempo e um relacionamento aprimorado entre os dois, ele desempenhará esses comportamentos para agradar a você e a ele mesmo.

Finalmente, as experiências de muitos pais os levam a duvidar da utilidade das recompensas. Os pais dizem: "Eu tento ser tão positivo com meu filho quanto posso. Já tentei todas essas recompensas, e o comportamento de meu filho ainda está terrível". Na verdade, a maioria dos pais faz essas tentativas. Mas quando as recompensas não funcionam, é porque quase sempre os pais não aprenderam nem aplicaram efetivamente os princípios de como recompensar — como foi apresentado neste capítulo.

## Como Usar as Recompensas Efetivamente

Para usar as recompensas efetivamente, siga estes princípios importantes:

1. Como discutimos, especifique o comportamento que você está elogiando, usando recompensas verbais rotuladas.
2. Use as recompensas imediatamente depois do comportamento que você quer melhorar.
3. Inicialmente, recompense o comportamento toda vez que ocorrer.
4. Recompense apenas os comportamentos que você quer melhorar em frequência.

Você realmente não pode esperar até tarde da noite para dizer a seu filho que ficou satisfeita por ele ter vindo para casa à tarde quando você o chamou. Você precisa estar disponível para que as recompensas efetivas ocorram imediatamente após o comportamento desejado ter acontecido.

Também é importante elogiar um comportamento, ou mesmo a aproximação de um comportamento, toda vez que este ocorre. Isso parece trabalhoso, e é. Mas recompensas consistentes preparam o terreno, digamos assim, e conseguem iniciar o bom comportamento. À medida que o tempo passa, a automotivação aumenta e você pode recompensar o comportamento com menos frequência.

### *Diretrizes para Sessões Práticas: Dar Atenção e Recompensar*

**TABELA 7-2**

| O Que Você Não Deve Fazer | O Que Você Deve Fazer |
|---|---|
| Dar instruções | Dar atenção (descreva) ao comportamento adequado de seu filho |
| Fazer perguntas | Imitar o comportamento de seu filho ao brincar |
| Tentar ensinar | Recompensar verbalmente o comportamento adequado de seu filho, elogiando-o e descrevendo o comportamento desejado (por exemplo, diga: "Obrigado por ter recolhido seus brinquedos!") |
| | Gravar a sessão ou fazer alguém observá-la |
| | Avaliar seu desempenho |
| | Recompensar a si próprio pelos esforços e desempenho |

Elogie o bom comportamento de seu filho para deixar claro que este é o comportamento que você quer ver mais frequentemente. Isto é muito importante. Se você também dá atenção ao mau comportamento, seu filho não aprenderá o que você está tentando ensinar. O temperamento forte de seu filho pode ser aquele que ele aprendeu que para ter atenção, precisa se comportar mal. Esse princípio de recompensa reverte a situação de modo que ele tenha atenção quando se comporta bem e seja ignorado quando age mal. No próximo capítulo apresentaremos como ignorar efetivamente. Por ora, procure recompensar os comportamentos que você quer que sejam mais frequentes. Lembre-se, no programa de cinco semanas você aprende uma habilidade por vez!

### *Enfoque o Positivo*

Você pode se beneficiar ao máximo do impacto poderoso do elogio se procurar identificar os comportamentos que você quer melhorar.

Foco em dividir, em vez de agarrar:

- Comportamento negativo: "Pare de tirar os brinquedos de sua irmã."
- Comportamento positivo: "Enquanto eu estava falando ao telefone, vi você dividir os brinquedos com sua irmã. Que legal!"

Foco na obediência e não na desobediência:

- Comportamento negativo: "Por que você está sendo tão desobediente?"
- Comportamento positivo: Você calçou os sapatos tão rápido depois que pedi!"

Foco no comportamento adequado e não no comportamento descontrolado:

- Comportamento negativo: "Quero que você pare de correr pelos corredores do supermercado."
- Comportamento positivo: "Estou satisfeita que você ficou ao meu lado quase o tempo todo em que estávamos no supermercado."

Foco na colaboração, não na birra:

- Comportamento negativo: "Sua choradeira toda vez que lhe peço para sair do banho está me deixando louca."
- Comportamento positivo: "Obrigado por sair da banheira quando lhe pedi para sair."

## Aprendendo a Usar Recompensas

Vamos conversar sobre como começar a usar as habilidades da recompensa. Veja as diretrizes para as sessões de prática de recompensa resumidas na Tabela 7-2. Primeiro, nas duas sessões práticas de dez minutos que você tem por dia, continue dando atenção e comece a recompensar. Se você usou um gravador para gravar suas sessões de dar atenção, continue a fazer isto e ouça como você interage com seu filho. Em particular, acompanhe quantas recompensas verbais você dá. Se não puder gravar, peça para seu marido ou alguém próximo observar as sessões, como havia feito anteriormente. Qualquer que seja a maneira, você precisa receber feedback para garantir que está praticando esta habilidade corretamente. Às vezes não sabemos se usamos essas habilidades correta e frequentemente; mas quando recebemos algum feedback objetivo, ficamos surpresos em ver como estamos interagindo. Lembre-se de enfocar o que fez certo em todas as situações. Aplique suas habilidades de recompensa a você mesmo!

Nos três primeiros dias, inclua recompensas em suas sessões de prática diária. No terceiro dia, tire também dez minutos de tempo para você sozinha ou com a companhia de seu marido. Durante esse tempo, pensem em três dos comportamentos de seu filho que vocês gostariam que fossem mais frequentes. Este é um ponto importante. Muitas pessoas que procuram ajuda para lidar com uma criança de temperamento forte concentram-se em descobrir maneiras de diminuir comportamentos de que não gostam. Neste ponto, você deveria se concentrar nos comportamentos que quer ver mais vezes. Por exemplo, em vez de pensar em maneiras de impedir que seu filho interrompa a conversa com seu companheiro quando vocês estão conversando, pense em maneiras de incentivá-lo a brincar tranquilo enquanto vocês conversam. Assim, o foco muda de não interromper para brincar tranquilo, de disciplinar seu filho para recompensá-lo por brincar tranquilo. As habilidades de recompensar e dar atenção apoiam seus esforços de aumentar o comportamento positivo de seu filho. Juntas, elas o ajudam a encontrar alternativas à punição do comportamento indesejável.

Durante seus dez minutos de tempo particular, elimine todas as distrações, inclusive a televisão, o rádio e crianças barulhentas. Identifique três comportamentos de seu filho que você quer ver mais. Estes devem ser comportamentos relativamente simples, que ocorrem no dia-a-dia. Se você se vê pensando nos comportamentos que quer diminuir, veja-os de uma outra perspectiva e examine o lado positivo desses comportamentos. Em vez de focalizar os comandos que seu

**TABELA 7-3**

## *Comportamentos Desejáveis da Criança e Maneiras de Aumentá-los*

| Comportamentos | Procedimento Sugerido Para Aumentar a Frequência do Comportamento |
|---|---|
| Vir quando é chamado | 1. Diga a seu filho que você quer trabalhar para melhorar o comportamento dele quando você o chama.<br>2. Diga a ele exatamente o que você espera (digamos, por exemplo, "Quando eu o chamo, espero que você pare o que está fazendo e venha.")<br>3. Elogie seu filho assim que ele atender ao seu chamado.<br>4. Elogie-o toda vez. |
| Ficar com você no supermercado | 1. Coloque seu filho em um carrinho de supermercado para que ele fique com você. Na primeira volta, elogie e dê-lhe atenção a cada trinta segundos.<br>2. Nas próximas viagens, deixe-o andar ao seu lado, enquanto você segura a sua mão. Elogie e dê atenção a ele a cada trinta segundos.<br>3. Nas próximas viagens, coloque levemente a mão no ombro de seu filho. Elogie e dê atenção a cada trinta segundos.<br>4. Nas idas subsequentes, deixe seu filho andar ao seu lado, sem contato físico. Elogie e dê atenção a cada trinta segundos.<br>5. Gradualmente, dê mais espaço entre o tempo em que você o elogia e faz afirmações que demonstram atenção, mas nunca elimine-os completamente. |

| | |
|---|---|
| Brincando com um irmão de modo colaborador | 1. Deixe suas expectativas claras (diga, por exemplo, "Quero que vocês dois brinquem juntos sem discutir nem brigar.")<br>2. Acompanhe de perto a brincadeira entre as duas crianças.<br>3. Elogie o comportamento adequado. |

filho ignora, focalize quando ele os segue; em vez de focalizar formas inadequadas de persistência, como teimosia, focalize formas adequadas de persistência, como continuar a trabalhar em um quebra-cabeças difícil.

Uma vez identificados os três comportamentos desejáveis, escolha um deles. Em termos ideais, você deveria selecionar aqueles que se acha mais capaz de aumentar. Dessa forma, você será recompensado quando o comportamento de seu filho melhorar. A seguir, pense em como você pode aplicar a habilidade de dar atenção e recompensar para aumentar esse comportamento. Exemplos de alguns comportamentos que devem aumentar em frequência e de maneiras que os pais escolhem para aumentá-los são apresentados na Tabela 7-3. Ler esses exemplos pode estimular o comportamento positivo de seu filho. Note que você precisa pensar em cada situação e dar condições para que o comportamento adequado ocorra. Mas não espere até que o comportamento desejável aconteça para fazer um elogio. Desenvolva um plano, focalize os comportamentos positivos de seu filho e elogie-os assim que ocorram.

Quando você selecionar o comportamento e decidiu o que vai fazer, o próximo passo é *fazer*! Veja a Planilha 7-1, que delineia as atribuições que você precisa completar durante a segunda semana do programa de cinco semanas. Quando você completar as atribuições na Planilha 7-1, estará pronto para passar para a próxima habilidade.

**PLANILHA 7-1**

### Atribuições Diárias para a Semana 2: Recompensas

| Tarefas | Dias 1 | 2 | 3 | 4 | 5 | 6 | 7 |
|---|---|---|---|---|---|---|---|
| 1. Duas práticas de dez minutos | ☐ | ☐ | ☐ | ☐ | ☐ | ☐ | ☐ |
| 2. Seleção de três comportamentos a aumentar | | | ☐ | | | | |
| 3. Aumente a frequência do primeiro dos três comportamentos | | | ☐ | ☐ | ☐ | ☐ | ☐ |
| 4. Considere o uso de recompensas durante o dia todo | | | | | ☐ | ☐ | ☐ |
| 5. Aumente o segundo dos três comportamentos | | | | | | ☐ | ☐ |
| 6. Aumente o terceiro dos três comportamentos | (semana 3) | | | | | | |

Nos próximos dias, comece usando demonstrações de atenção e recompensas para reforçar o comportamento que você selecionou. Quando você notar uma melhora, selecione um segundo comportamento dos três que você queria mudar e comece a trabalhar nele. Vários dias depois, enquanto você passa para a próxima semana do programa e para a habilidade seguinte, comece a trabalhar no terceiro comportamento. Continue a trabalhar em todos os três comportamentos que você selecionou. De fato, provavelmente você sempre desejará pensar no comportamento de seu filho e decidir se há comportamentos que você quer ver mais. Quando dizemos sempre, queremos dizer literalmente até seu filho sair de casa para assumir um emprego ou frequentar uma faculdade! Como pai de um filho pequeno, isto pode surpreendê-lo, mas podemos assegurar que haverá sempre espaço para melhorar o comportamento de seu filho. O comportamento dele vai mudando enquanto ele cresce. O que servirá como recompensa a ele pode mudar, mas seu foco em aumentar a frequência de comportamentos positivos não deve mudar nunca.

Sua última atribuição, que você deve iniciar no quinto dia, é começar a pensar como você pode usar as recompensas durante o dia todo com seu filho. Novamente, isto envolve focalizar os comportamentos positivos de seu filho e não os negativos. Todas as crianças demonstram certo comportamento positivo, e é isto o que queremos elogiar. Quando temos dificuldades com um filho, quase todos nós chegamos a um ponto em que só conseguimos ver aspectos negativos no comportamento dele. Se você chegou a esse ponto, focalizar deliberadamente o positivo em suas interações diárias com seu filho pode ser difícil. Entretanto, ao fazer isso, você pode começar a melhorar sua interação e o relacionamento com ele.

Há inúmeras situações em que você pode usar recompensas com seu filho. Aqui vão apenas alguns exemplos para estimular seus pensamentos:

- Dirigir o carro
- Assistir à tevê
- Preparar o jantar
- Jantar
- Dar banho em seu filho
- Fazer compras de supermercado juntos
- Vesti-lo pela manhã
- Trabalhar no quintal
- Lavar pratos
- Colocar seu filho na cama
- Acordar seu filho de manhã
- Brincar com ele

# 8

# Semana 3: Ignorar

Quando você começar a semana 3 do programa de cinco semanas, não deixe de continuar as sessões práticas e de trabalhar para aumentar a ocorrência dos três comportamentos que você selecionou na semana 2. Além disso, você estará acrescentando uma nova habilidade ao seu repertório de paternidade — que tornará as habilidades de dar atenção e recompensar até mais efetivas. Essa habilidade é *ignorar*. É usada para diminuir a ocorrência de comportamentos indesejáveis. Ao estar presente e recompensar comportamentos desejáveis e ignorar certos comportamentos indesejáveis, você tornará claro a seu filho quais os comportamentos são desejáveis e quais não.

## Uso Adequado de Ignorar

Ignorar é basicamente retirar a atenção que se dá às crianças. Possui três componentes básicos:

1. *Nenhum contato físico*. Não toque seu filho.
2. *Nenhum contato verbal*. Não converse com seu filho.
3. *Nenhum contato do olhar*. Não olhe para seu filho.

Obviamente, é preciso reagir se a criança faz algo perigoso ou destrutivo. Você não pode ignorar comportamentos como bater, correr para o meio da rua ou não seguir suas instruções. Conversaremos sobre como lidar com esses comportamentos no

Capítulo 10. Os comportamentos infantis que podem ser ignorados incluem choramingar, birras, exigências inadequadas de atenção e chorar sem motivo. Para que ignorar funcione, você precisa retirar *toda a atenção* do comportamento de seu filho. Isso significa que você não deve olhar para ele, tocá-lo ou conversar com ele. Deve agir como se não estivesse presente. Pode até precisar sair do local! Muitos pais têm de sair de perto quando seu filho está tendo um ataque de birra ou agindo inadequadamente. Eles vão para outro ambiente para se acalmarem.

Uma vez que você começou a ignorar um certo comportamento, deve continuar sempre a ignorá-lo. Se não fizer isso, seu filho aprenderá que poderá receber sua atenção se fizer birra ou se choramingar o suficiente. Infelizmente, o que costuma acontecer é que quando se começa a ignorar um mau comportamento, ele realmente piora! Isso acontece porque as crianças às vezes pensam que não estão agindo mal o bastante para chamar sua atenção. Mas se você continua a ignorar o comportamento, é provável que sua ocorrência diminua. Se isto acontecer, a redução frequentemente é permanente, a não ser que você comece a prestar atenção ao comportamento novamente. Lembre-se, a atenção pode ser o contato físico, contato do olhar ou algum tipo de comentário.

Resumindo, aqui estão os princípios básicos para se ignorar efetivamente:

- Selecione um comportamento que possa ser ignorado.
- Retire toda a atenção que dá à criança quando isto ocorre.
- Uma vez que você começou a ignorar um comportamento, continue ignorando.
- Espere que o comportamento ocorra mais frequentemente antes de diminuir a frequência.
- Recompense e dê atenção ao comportamento adequado.

Pense em como a mensagem estará clara para seu filho se você lhe der atenção e elogiá-lo por brincar de maneira adequada com os brinquedos e remover toda sua atenção quando ele gritar e chorar. Ele recebe atenção por brincar adequadamente e nenhuma atenção por agir inadequadamente. Nessas

### *Que Comportamentos Você Pode Ignorar?*

As crianças às vezes se engajam em comportamentos que incomodam ou em péssimos modos, mas que não representam perigo nem prejudicam ninguém. A melhor forma de diminuir a ocorrência desse tipo de comportamento é realmente ignorar a criança. Seguem alguns exemplos de comportamento que geralmente atendem aos critérios de ignorar:

- Exigir atenção sem motivo.
- Exigir que você faça algo que você não quer
- Chorar para obter atenção
- Ter crises de birra
- Choramingar
- Gritar
- Emburrar
- Exibir-se
- Discutir
- Agir com irritação

condições, não demorará muito para ele perceber e aprender quais os comportamentos que você quer ver!

Do ponto de vista dos pais, ignorar pode ser a habilidade *mais difícil* de usar. Uma razão é que o comportamento inadequado pode aumentar no início, antes de desaparecer. É difícil os pais aguentarem isso! E depois, quase todos nós, como pais, queremos tomar algum tipo de atitude imediata sempre que nossos filhos estão agindo de maneira inadequada. Sentimos que devemos reagir para mudar o comportamento de nossos filhos ou para mostrar que somos bons pais. Por outro lado, ignorar o comportamento envolve basicamente não fazer nada naquele determinado momento. Isto é difícil! Então, não se sinta mal se você tiver que se retirar do local para não tomar uma atitude. Você pode ir ao banheiro, fechar a porta e sentar-se durante cinco minutos para recobrar o controle e não reagir àquele comportamento inadequado. Mas só faça isso se tiver certeza de que não existe risco à segurança dele.

## As Famílias Smith e Jones

Vamos voltar às famílias Smith e Jones e ver os desafios e sucessos que eles tiveram em aprender a habilidade de ignorar.

## *A Família Smith*

Quando nos sintonizamos com os Smith da última vez, Bárbara e John estavam se ajudando mutuamente a focalizar os comportamentos positivos de Tim. A próxima habilidade, ignorar comportamentos indesejáveis como perturbar a conversa deles, parecia ter sentido. Se a atenção é o que uma criança deseja, dê a ela atenção nos momentos em que está se comportando adequadamente e ignore o mau comportamento em outras ocasiões. Essa conduta deixaria claro à criança quais comportamentos são aceitáveis e quais não são. Entretanto, ignorar não foi tarefa fácil para esse casal.

John, em particular, achava difícil ignorar comportamentos perturbadores. A ideia dele era corrigir esses comportamentos diretamente, como alguma forma de disciplinar; entretanto ele reconhecia que o programa até então tinha funcionado bem e seus esforços anteriores em eliminar o comportamento-problema certamente não tinham sido efetivos. Assim, mais uma vez, ele estava disposto a experimentar uma nova habilidade. Para ajudar John, o casal desenvolveu um plano. Sempre que o comportamento de Tim, como atirar-se no chão e exigir atenção, ficava tão difícil de ignorar que John achava que tinha de reagir, ele ia para o banheiro e ficava lá durante cinco minutos. Isso assegurava que ele não iria reagir e que o filho não receberia atenção. Além disso, durante os períodos de prática com Tim, Bárbara ajudava John a ignorar o comportamento inadequado, lembrando-lhe o que fazer e incentivando-o a respirar fundo e a pensar em algo agradável.

Com o uso de recompensas pelo comportamento adequado e com o ato de ignorar comportamentos inadequados como interromper, chorar, exigir atenção e se atirar no chão, o comportamento de Tim começou a mudar devagar nas semanas seguintes. O fato é que ele parecia mais contente consigo mesmo e mais capaz de controlar suas emoções. Sua irmã, Susan, até comentava: "Agora, não ligo de Tim entrar em meu quarto de vez em quando.". A família estava realmente fazendo progresso!

## A Família Jones

Quando entramos em contato com a família Jones pela última vez, Patrícia tinha decidido andar a cavalo para ter um momento para refletir e recobrar sua energia de modo a focalizar o comportamento de Lisa. Como acontece com a família Smith, a noção de ignorar fazia sentido para Patrícia, mas ela achava extremamente difícil ignorar os ataques de birra da filha. Ela tinha muito pouco tempo para passar com a filha e, como resultado, queria que houvesse o mínimo de comportamento negativo possível nesses momentos. Em vez de usar a tática de ignorar, Patrícia inclinava-se a dar atenção, ou a fazer qualquer coisa para conseguir pôr fim aos escândalos da menina.

Patrícia decidiu ignorar um comportamento por vez. Lisa exigia atenção frequentemente de sua mãe e então fazia um escândalo se não a recebesse quando Patrícia estava envolvida em outras atividades. A mãe resolveu, então, selecionar esse comportamento para ignorar. Durante as sessões de equitação, Patrícia tentou imaginar maneiras de evitar o comportamento de dar atenção e a ocorrência de escândalos, reduzindo, assim, a frequência que ela precisaria para ignorar tais comportamentos (porque iriam ocorrer menos). Patrícia decidiu que passar mais tempo com Lisa e focalizar seus comportamentos adequados daria menos abertura para os comportamentos-problema ocorrerem. Além disso, ter a companhia da filha era realmente agradável agora.

Evidentemente, Patrícia sabia que não podia passar todo o seu tempo de folga com Lisa. Ela também sabia que isso não seria saudável para a menina nem para si mesma. Assim, percebeu que precisaria ignorar a filha pelo menos em algumas ocasiões. E quando os escândalos ocorriam, Patrícia não se sentia tão mal em ignorar Lisa devido à natureza positiva de seu relacionamento em outros momentos.

Para a mãe, os escândalos que ocorriam em lugares públicos, como no supermercado, eram os mais difíceis de ignorar, basicamente por serem tão constrangedores. Ela sabia que ignorar era a coisa correta a fazer, mas se preocupava com o que os outros pensariam dela como mãe. Acabou finalmente resolvendo fazer o que é correto. Ela dava mais atenção aos comportamentos adequados, ignorava os escândalos e ignorava as outras pessoas, dando-lhes as costas e fingindo estar examinando atentamente os produtos da prateleira. Não foi fácil, mas os escândalos de Lisa diminuíram gradualmente, provando para Patrícia que ela tinha escolhido a melhor forma de agir.

## Aprendendo a Ignorar

Durante esta semana, sua primeira atribuição, a começar do primeiro dia, é incorporar as habilidades de ignorar nas sessões práticas com seu filho. Combine ignorar com recompensar e dar atenção. Elogie os comportamentos adequados e ignore os comportamentos inadequados, como escândalos, choramingos e exigências de atenção sem motivos. Assim, em suas sessões práticas, se a criança demonstra comportamentos indesejáveis que você pode ignorar, remova toda a atenção, virando-se de costas e não dizendo nada para ela até que o comportamento indesejável pare totalmente. Isto pode parecer uma eternidade, mas suas ações serão um sinal claro para ela de que você não dará atenção a tal comportamento. Uma vez que o comportamento indesejável pare, volte-se imediatamente e comece a dar-lhe atenção e a recompensá-la por seu comportamento adequado. Diretrizes para sessões práticas durante a semana 3 são apresentadas na Tabela 8-1.

A segunda atribuição, a começar no segundo dia, é selecionar um comportamento que você sinta que pode ignorar fora das sessões práticas. Este seria um comportamento que ocorre quase diariamente, como aqueles que mencionamos antes neste capítulo. Depois de selecionado, sente-se com seu filho e explique que o comportamento é inaceitável, que você vai ignorá-lo, e que você dará atenção para o comportamento adequado. Faça tudo o que puder para deixar claro a seu filho quais os comportamentos que você quer que ocorram e quais não. Veja a seguir como uma mãe explicou a seu filho um comportamento que ela estaria ignorando:

"Johnny, você sabe como temos trabalhado para você e eu nos darmos bem. Temos passado muito tempo juntos e eu tento dizer muita coisa positiva quando você está se com-

**TABELA 8-1**

## *Diretrizes para Sessões Práticas: Dar Atenção, Recompensar e Ignorar*

| O Que Você Não Deve Fazer | O Que Você Deve Fazer |
|---|---|
| Dar instruções | Dar atenção (descrever) o comportamento adequado de seu filho |
| Fazer perguntas | Imitar o comportamento de brincar de seu filho |
| Tentar ensinar | Recompensar verbalmente o comportamento adequado de seu filho, elogiando-o e rotulando o comportamento desejado (diga, por exemplo "Obrigada por ter recolhido seus brinquedos!") |
| | Ignorar o comportamento inadequado |
| | Gravar a sessão ou ter alguém observando a sessão |
| | Avaliar seu desempenho |
| | Recompensar-se por seus esforços e desempenho |

portando bem. Muito bem, agora vamos trabalhar em coisas diferentes. Sabe quando eu digo "Não, você não pode pegar um biscoito." e você grita e chora? Bem, vão acontecer duas coisas. Primeiro, quando eu digo "Não, você não pode pegar um biscoito.", eu estou falando sério e você não vai pegar biscoito. Você entendeu? Segundo, se você gritar e chorar, vou me afastar e não vou lhe dizer nada. Esta é minha maneira de dizer que não gosto quando você grita e chora quando eu digo que não pode fazer alguma coisa. Quando você não gritar nem chorar, eu vou demonstrar o quanto estou orgulhosa de você. Entendeu?".

Comece a ignorar o comportamento selecionado no segundo dia. Trabalhe cuidadosamente para garantir sua ação.

No quinto dia, selecione um segundo comportamento para ignorar. Siga o mesmo procedimento que antes: explique o que você estará ignorando e, então, ignore.

**PLANILHA 8-1**

## *Marque Seu Sucesso em Ignorar Comportamentos Inadequados*

| | Comportamentos a Ignorar | Dias 2 | 3 | 4 | 5 | 6 | 7 |
|---|---|---|---|---|---|---|---|
| 1. | | ☐ | ☐ | ☐ | ☐ | ☐ | ☐ |
| 2. | | | | | ☐ | ☐ | ☐ |

Usando a Planilha 8-1, liste os comportamentos indesejáveis que você espera ver menos ao ignorá-los. Então, indique seu sucesso em ignorar comportamentos indesejáveis. Se você ignorou com sucesso o comportamento em qualquer dia, marque o quadradinho naquele dia. Lembre-se, este processo levará tempo, e não será fácil! Não se esqueça de que, para ter resultados efetivos ao ignorar os ataques de birra e outros comportamentos semelhantes, você também precisará elogiar o comportamento adequado. Ignorar o comportamento inadequado só funciona dentro do contexto de dar atenção e recompensar o comportamento adequado.

A Planilha 8-2 apresenta as atribuições a serem completadas durante a terceira semana do programa. Depois que você seguiu essas etapas, estará pronto para passar para a próxima habilidade.

## *Atribuições Diárias para a Semana 3: Ignorar*

**PLANILHA 8-2**

| **Tarefas** | **Dias** 1 | 2 | 3 | 4 | 5 | 6 | 7 |
|---|---|---|---|---|---|---|---|
| 1. Dois períodos de prática de dez minutos | ☐ | ☐ | ☐ | ☐ | ☐ | ☐ | ☐ |
| 2. Ignorar o primeiro comportamento inadequado | | | | | | | |
| Selecione o comportamento | | ☐ | | | | | |
| Explique a seu filho | | ☐ | | | | | |
| Ignore o comportamento | | ☐ | ☐ | ☐ | ☐ | ☐ | ☐ |
| 3. Ignorar o segundo comportamento inadequado | | | | | | | |
| Selecione o comportamento | | | | | ☐ | | |
| Explique a seu filho | | | | | ☐ | | |
| Ignore o comportamento | | | | | ☐ | ☐ | ☐ |

# 9

# Semana 4: Dar Ordens

A esta altura do programa, você pode ter começado a notar mudanças no comportamento de seu filho de temperamento forte. Em particular, você vai perceber que estar com ele é mais agradável e muitas de suas interações são menos estressantes que antes. Nesse caso, você está indo bem em seu empenho de ter um relacionamento melhor com seu filho!

As três primeiras semanas do programa focalizaram basicamente maneiras de melhorar o comportamento-problema de seu filho, mudando seu foco de atenção. Ao dar mais atenção positiva quando a criança está se portando adequadamente, você aumenta as chances de ela colaborar com você e obedecer quando você lhe dá ordens. Essas habilidades levam você para a fase em que pode trabalhar diretamente a obediência. Para fazer isto, cultive a próxima habilidade: *dar ordens*.

## Dê Ordens Claras

Em nosso trabalho clínico, temos observado que pais de filhos de temperamento forte frequentemente dão instruções que às vezes o filho não pode seguir com facilidade. A essas ordens damos o nome de *inefetivas* ou *beta*. Os pais podem dar ordens demais de uma só vez, dar ordens vagas ou até impedir que a criança obedeça, embora realmente não tivesse chance de obedecer. Para evitar tais problemas com seu filho, você precisa dar ordens claras e simples, que temos chamado de *efetivas* ou *alfa*.

Uma maneira de reconhecer ordens claras é compará-las a tipos de ordens que você não quer usar com seu filho. Essas são ordens em cadeia, vagas, em forma de perguntas, imperativas e ordens seguidas de uma justificativa (veja a Tabela 9-1). Cada um desses tipos de ordens inefetivas dificulta o comportamento de seu filho de temperamento forte — exatamente o oposto do que você quer que aconteça.

## Ordens em Cadeia

Uma *ordem em cadeia* consiste em dar várias ordens ao mesmo tempo. Se você diz "Vista-se, escove os dentes, penteie seu cabelo e desça para tomar café.", na realidade está dizendo a seu filho para fazer quatro coisas. O problema com uma ordem em cadeia é que seu filho pode não ter a capacidade cognitiva de processar tanta informação ao mesmo tempo e se lembrar de todas as partes da ordem. Ou seja, seu filho pode ser incapaz de atendê-lo mesmo que queira! Você terá de acertar uma situação em que é provável que a desobediência ocorra e você não tenha sido justo com seu filho.

Uma alternativa efetiva para dar uma ordem em cadeia é dividi-la em pequenos passos e dar cada parte dela individualmente. Por exemplo, primeiro diga a seu filho para escovar os dentes. Depois, elogie e diga a ele para pentear os cabelos. Por fim, use suas habilidades de recompensa para que ele saiba que você aprecia o fato de ele seguir suas ordens. Ao dar ordens separadas, você aumenta as chances de seu filho obedecer.

## Ordens Vagas

As crianças também têm dificuldade com *ordens vagas* — aquelas que não são claras nem específicas. Exemplos incluem "Seja bonzinho.", "Aja corretamente." e "Comporte-se.". O problema com esse tipo de ordem é que seu filho pode não saber o que você realmente espera dele. O que você

**TABELA 9-1**

## *Ordens Inefetivas*

| Tipo de Ordens | Definição | Consequências Prováveis |
|---|---|---|
| Ordem em cadeia | Ordem que envolve inúmeras etapas | Seu filho pode não ser capaz de se lembrar de todas as coisas que você lhe disse para fazer. Portanto, ele pode não seguir tal ordem. |
| Ordem vaga | Ordem que não está clara e pode ser interpretada por seu filho de um modo diferente daquele que você pretendia. Por exemplo, "Seja bom." pode significar coisas diferentes em situações diferentes. | Seu filho pode não ser capaz de interpretar corretamente a ordem e assim não poderá segui-la. Ser "bom" em uma situação pode significar ficar sentado à mesa; em outra situação, pode significar não bater no irmão. |
| Ordem-pergunta | | Pedir a seu filho para fazer algo pode parecer menos autoritário, mas você corre o risco de ouvir um "não" como resposta. |
| Ordem "vamos" | A ordem que inclui o pai na conclusão da tarefa quando o pai pretende que o filho complete a tarefa sozinho. | A criança se sente enganada e aumenta sua desobediência. |
| Ordem seguida por uma razão | Justificativa dada depois de uma ordem. | Dar uma justificativa depois de uma ordem pode distrair seu filho e levá-lo a não obedecê-la. Se você quer dar as razões, seja breve e faça isto antes de lhe dar a ordem. |

quer dizer e o que ele pensa que você quer dizer podem ser coisas muito diferentes!

É muito melhor dizer diretamente o que você quer que ele faça. Diga "Divida os brinquedos com seu irmão." em vez de "Brinque direitinho." ou "Seja bonzinho quando vocês brincam juntos.". Se você for específico naquilo que diz, será mais fácil de seu filho seguir suas ordens.

## Ordens em Forma de Perguntas

Quando você dá *ordens em forma de pergunta,* ou seja, pergunta a seu filho se ele fará algo, na verdade não está dando ordens. Por exemplo, "Você gostaria de arrumar seu quarto agora?" não é uma ordem direta. Cria um problema porque seu filho de temperamento forte pode — e provavelmente o fará — simplesmente dizer "não". Se sua intenção é dar uma ordem a seu filho e fazer com que ele obedeça, você não deve formulá-la como uma pergunta e permitir a ele a opção de recusar. Quando uma criança diz "não" a uma ordem em forma de pergunta, muitos pais ficam aborrecidos com o fato de serem desafiados. Entretanto os pais são realmente responsáveis por dar a seu filho a opção do não.

Em vez de usar ordens formuladas como pergunta, impensadamente, considere primeiro se você realmente quer dar a seu filho a opção de obedecer. Perguntar "Você gostaria de arrumar o seu quarto agora?" é aceitável se você quer dar a seu filho a opção de limpar o quarto agora ou mais tarde. Mas isto não é o que a maioria dos pais querem dizer quando dão ordens na forma de pergunta. Se você quiser realmente que seu filho tenha a opção, evite esse tipo de ordem.

No entanto, é importante dar a crianças pequenas opções e escolhas frequentes, para que elas possam aprender a tomar decisões. Por exemplo, desde cedo as crianças deveriam ter a opção de escolher o livro que querem que você leia na hora de dormir, que roupas querem usar e, dentro do razoável, o que querem comer de lanche. Mas também é importante limitar as escolhas de crianças pequenas de modo que elas não fiquem sobrecarregadas pelas opiniões. A pergunta "Você quer usar sua camiseta vermelha ou azul hoje?" é mais fácil para uma criança pequena lidar do que "O que você quer usar hoje?". Se você quer dar opções a seu filho, tome cuidado para não confundir perguntas e ordens.

## Ordens "Vamos"

Uma *ordem "vamos"* é aquela dita de uma forma que inclui o pai, por exemplo: "Vamos recolher os blocos agora.". Se você pretende realmente ajudar seu filho a arrumar o quarto dele, esta é uma ordem adequada. Entretanto, se a intenção é que seu filho recolha os blocos sem sua ajuda, então uma ordem "vamos" é incorreta ou inadequada. Seu filho pode se sentir enganado e aumentar realmente sua desobediência.

Deixe claro a sua intenção. Você pode dizer: "Recolha seus blocos agora.". Dito desta forma, é claro que você não o estará ajudando a recolher os blocos.

## Ordens Seguidas de uma Justificativa

O último tipo de ordem inefetiva é aquele *seguido por uma justificativa*. Um exemplo é "Recolha seus brinquedos porque sua avó está chegando, e você sabe que ela gosta de casa arrumada". O problema com esse tipo de ordem é que seu filho pode se esquecer da ordem original ou se distrair com a justificativa que veio a seguir. Lembre-se, a capacidade cognitiva de uma criança pequena ainda não está bem-desenvolvida para que ela retenha a mesma quantidade de informação que um adulto. Dar uma explicação depois que você emitiu a ordem pode distrair seu filho e ele se esquecerá do que foi pedido anteriormente. Por isso, desobedecerá.

Entretanto, dar uma razão ou explicação breve para uma determinada ordem certamente é adequado, e a melhor maneira de fazer isso é dar a justificativa primeiro. Voltando ao exemplo anterior, o pai pode dar a ordem após a explicação, da seguinte forma: "Sua avó está chegando, e ela gosta de casa arrumada, então, por favor, recolha seus brinquedos agora.".

Assim, a ordem é a última coisa que você diz e a única coisa que a criança assimila, e que provavelmente vai obedecer.

Use a Planilha 9-1 para verificar se você já é capaz de reconhecer tipos diferentes de ordens. Leia cada ordem e indique se ela é efetiva ou inefetiva. Marque o quadradinho à frente de cada ordem efetiva. Se você acha que a ordem é inefetiva, escreva se é uma ordem em cadeia, ordem vaga, ordem em forma de pergunta, ordem "vamos" ou ordem seguida por justificativa. Então, compare suas respostas com aquelas dadas em seguida. Se você acertou pelo menos nove questões, com certeza já tem uma boa noção do que torna as ordens eficazes.

## As Famílias Smith e Jones

Vamos voltar novamente às famílias Smith e Jones e ver o que descobriram sobre a maneira de dar ordens. Enquanto aprendiam a dar ordens eficazes, enfrentaram uma variedade de desafios, mas adoraram os sucessos também.

### *A Família Smith*

Quando falamos com a família Smith da última vez, John e Barbara haviam mudado muito sua rotina diária com Tim. Agora eles estão tendo um horário para brincar regularmente, focalizando o comportamento positivo durante todo o dia e ignorando alguns comportamentos inadequados como birras e exigência de atenção. Mas algumas atividades diárias, como recolher os brinquedos e tomar banho, ainda exigiam que o casal desse ordens ao filho. Lamentavelmente, embora o relacionamento de Tim com o pai e a mãe tivesse melhorado e ele obedecesse mais do que antes, a obediência a ordens ainda era um problema.

A ideia de dar ordens simples fazia sentido para o casal. Mas Barbara e John descobriram que eles tinham de lembrar um ao outro para não darem comandos em cadeia e para dar ordens simples, que eles tinham certeza de que Tim seria capaz de entender. John disse mais tarde: "Foi di-

## *Identificando Ordens Efetivas e Inefetivas* — PLANILHA 9-1

Marque o quadradinho à frente de cada sentença que é uma ordem efetiva. O que torna cada uma das ordens inefetiva?

☐ 1. "Johnny, me dê o bloco vermelho."
☐ 2. "Por que não jogamos cartas agora?"
☐ 3. "Por favor, tenha cuidado."
☐ 4. "Por favor, sente-se ao meu lado."
☐ 5. "Coloque o bloco vermelho aqui, e então coloque o bloco verde lá."
☐ 6. "Johnny, você realmente precisa ser bonzinho quando brincamos juntos."
☐ 7. "Agora eu quero construir uma torre alta, então coloque o bloco vermelho em cima do azul."
☐ 8. "Coloque o bloco vermelho em cima do azul porque eu quero construir uma torre alta."
☐ 9. "Você gostaria de arrumar os brinquedos agora?"
☐ 10. "Por favor, arrume os brinquedos agora, coloque seu casaco e vamos sair."
☐ 11. "Vamos recolher os brinquedos."

Respostas: Os números 1, 4, e 7 são ordens efetivas. As ordens de número 2, 3, 5, 6, 8, 9, 10 e 11 são inefetivas. Os números 2 e 9 são perguntas. Os números 3 e 6 são ordens vagas. Os números 5 e 10 são ordens em cadeia. O número 8 é uma ordem seguida por uma justificativa. O número 11 é uma ordem "vamos".

fícil pensar em dar ordens diretas. Acho que eu sempre tive medo de dizer a Tim diretamente para fazer algo porque eu sabia que provavelmente ele não obedeceria. Então eu ficava irritado e acabava me sentindo mal.".

Barbara e John agora começaram a focalizar como davam ordens a Tim. Eles determinaram quais eram as ordens mais importantes para Tim seguir, e davam apenas essas, usando uma maneira simples e direta. Eles também prepararam o filho, advertindo-o de que novas ordens viriam (por exemplo: "Em cinco minutos, você começará a arrumar...") e elogiaram o menino assim que começou a mostrar sinais de obediência. Como fizeram com outras habilidades, John e Barbara focalizaram primeiro como dariam ordens apenas em uma situação-problema — a arrumação dos brinquedos à tarde. Em seguida, eles trataram de como dariam instruções para ele ir tomar banho. Estava começando a ficar fácil — resolver um problema por vez, usando a combinação de habilidades que eles estavam aprendendo no programa.

## *A Família Jones*

Quando visitamos a família Jones pela última vez, Patrícia estava recompensando o comportamento positivo e ignorando o comportamento inadequado de Lisa. Sem dúvida, os momentos positivos com a filha aumentaram, mas Patrícia ainda tinha dificuldade quando precisava que a menina fizesse alguma coisa imediatamente.

Patrícia achou a ideia de ordens simples e diretas muito benéfica. Ela tinha de focalizar Lisa quando estava dando ordens e pensar cuidadosamente em como formularia essas ordens. Quando começou a fazer isso, Lisa pareceu reagir melhor. Patrícia percebeu que podia evitar confrontações, deixando que a filha soubesse o que esperar (dizendo, por exemplo: "Daqui a cinco minutos, iremos para a escola, e você precisará colocar o casaco."). Além disso, ela descobriu que muitas das ordens que estava dando a Lisa não eram realmente importantes. Viu que dava muitas ordens na esperança de que a menina obedecesse de vez em quando, e começou a pensar cuidadosamente antes de dar ordens e determinava se cada uma delas era importante para Lisa fazer. Para aquelas que eram importantes, ela pensava cuidadosamente em como dar a ordem na forma de uma instrução simples. Uma vez que era pressionada frequentemente pelo tempo, Patrícia também tinha de trabalhar muito para dar tempo à filha até que ela obedecesse. Uma coisa que se tornou fácil foi recompensar Lisa pela obediência. Isso passou a ser natural para Patrícia!

Reagindo às instruções simples e diretas da mãe, somadas às recompensas pela obediência, Lisa melhorou substancialmente o grau de obediência a várias situações-problema. O que nunca se poderia imaginar é que Lisa fosse obediente na maior parte das vezes.

## Princípios para Dar Ordens

Evitando ordens em cadeia, ordens vagas, ordens formuladas com perguntas, ordens "vamos" e ordens seguidas por justificativas, você — como os Smith e a Patrícia Jones — vai aumentar a probabilidade de que seu filho de temperamento forte acate à solicitação que você fez. Ordens efetivas vão eliminar a confusão na cabecinha de seu filho e aumentarão a probabilidade de obediência. Então, como exatamente você deveria lhe dar ordens efetivas? Estes são os componentes fundamentais do processo:

- Atraia a atenção de seu filho e olhe nos olhos dele antes de dar uma ordem.
- Use uma voz firme, mas não fale alto nem de forma grosseira.
- Dê uma ordem que seja específica e simples.
- Use gestos físicos quando adequado (como apontar para onde os brinquedos devem ser colocados).
- Use ordens "faça" em vez de ordens "não faça".
- Recompense a obediência.
- Pense antes de dar uma ordem, e deixe claro que você está disposto a ser obedecido, independentemente da quantidade de tempo, energia e esforço exigidos.

Primeiro, antes de dar uma ordem, confira se o seu filho está prestando atenção em você. Uma forma de garantir que ele esteja atento é olhar nos olhos dele *antes* de realmente dar a ordem. Para isso, você pode dizer: "Johnny, eu preciso lhe dizer uma coisa. Olhe para mim, por favor".

Quando você der a ordem, use uma voz firme. Não deve ser alta nem rude, mas precisa ser segura. Pratique com seu marido, em frente de um espelho, ou gravando o que diz. Você pode ficar surpreso com o tom de sua fala. Muitos pais falam como se estivessem implorando a seu filho para obedecer, enquanto outros, com os dentes cerrados, parecem sargentos da força militar. Nenhum desses estilos representa a voz firme que estamos propondo que você use.

Use uma ordem que seja específica e simples. Se possível, complemente suas palavras com gestos, como apontar. Por exemplo, aponte para o banheiro se você está dizendo a seu filho para lavar o rosto.

Sempre que possível, use ordens positivas ("faça isto") em lugar de negativas ("não faça isto"). Por exemplo, quando você e seu filho-problema estão fazendo compras, você pode dizer: "Fique ao meu lado", ao invés de "Não corra na minha frente". Usar ordens positivas cria um relacionamento melhor com seu filho e uma situação mais clara de aprendizagem. Elogiar seu filho por ter seguido sua ordem também ajuda.

Quando seu filho obedece, use aquelas habilidades de dar atenção e recompensar que você aprendeu durante as semanas 1 e 2. Essa é uma forma de seu filho saber que você reconhece a obediência dele. Como afirmamos repetidamente, o elogio permitirá a seu filho saber quais os comportamentos que você quer que ele torne mais frequentes.

Finalmente, dê apenas ordens às quais você está preparado a seguir para ganhar a obediência de seu filho. Se ele não cumpre sua ordem e você não faz nada, o que vai acontecer? Ele vai aprender que você não está falando sério, e seu comportamento-problema continuará a aumentar. Assim, você precisa estar disposto a acompanhar e aplicar uma medida pela não obediência de suas ordens. (Isto você aprenderá na semana 5 do programa. Para esta semana, concentre-se apenas em como dar instruções efetivas.)

Como estes princípios combinam com a primeira semana do programa de cinco semanas (Capítulo 6) em que você aprendeu a usar a habilidade de dar atenção? Quando você começou a dar atenção, reduziu o número de ordens e perguntas usadas com seu filho. À medida que você fez isso, pode ter percebido que falava com seu filho usando basicamente ordens e perguntas. Mas algumas situações exigem dar ordens; por isso, agora, o importante é garantir que cada ordem seja "bem dada" e que você trabalhe com seu filho para que ele obedeça. Em resumo, as crianças precisam de menos ordens e perguntas do que em geral costumamos dar, mas quando você diz a seu filho para fazer certa coisa, deve ser algo que ele possa obedecer, e você deve estar disposto a exercer o esforço necessário para que isso aconteça.

## Aprendendo a Dar Direções Efetivamente

Durante as três primeiras semanas do programa, você reservou dois períodos de dez minutos por dia para dar atenção, recompensar e ignorar. Agora, você tem a opção de substituir um desses períodos por uma sessão de dez minutos em que você vai praticar como dar ordens adequadamente. Entretanto, você pode preferir manter sessões de dez minutos para dar atenção, recompensar e ignorar, e acrescentar uma terceira sessão de dez minutos para praticar como dar ordens. O importante é manter *pelo menos* uma sessão de dez minutos para dar atenção, recompensar e ignorar.

Na sessão de dar ordens, diga a seu filho que nessa hora de brincar em particular, você espera que ele faça o que você disser. Diga desta forma: "Às vezes, brincamos do jeito que você quer brincar. Mas, agora, eu estou no comando e decido o que vamos fazer". Ele vai aprender que às vezes ele decide as regras e outras é sua vez de decidir as regras. Estabelecido isso, pratique dar ordens claras e simples ao seu filho. Se você quer ideias para ordens, pode consultar o Teste de Obediência no Capítulo 5.

Como você fez anteriormente, grave sua sessão ou peça a alguém que observe e anote suas ordens. Em qualquer caso, use a Planilha 9-2 para contar as ordens efetivas e inefetivas. Seu objetivo é dar pelo menos vinte ordens em um período de dez minutos e pelo menos quatro vezes mais ordens efetivas do que inefetivas.

Durante essa sessão diária de dar ordens, elogie seu filho por obedecer às suas ordens. Se ele não obedecer, simplesmente ignore-o durante cinco segundos e, então, dê outra ordem. Como foi dito anteriormente, na próxima semana você vai trabalhar nas consequências do não-obedecer. Por ora, simplesmente ignore a não-obediência durante a sessão prática.

Nos dias 3 e 4, continue as mesmas sessões de prática e também selecione uma atividade diária que em geral envolva dar ordens a seu filho. Isso pode acontecer na hora de ele se vestir para ir à escola de manhã ou na rotina noturna de tomar banho e se preparar para dormir. Qualquer que seja a situação que você escolher, pratique usar ordens simples e

**Gravação de Ordens Dadas** — **PLANILHA 9-2**

Conte a quantidade de cada tipo de ordem que você dá cada dia, durante suas sessões práticas.

| | Dias | | | | | | |
|---|---|---|---|---|---|---|---|
| | 1 | 2 | 3 | 4 | 5 | 6 | 7 |
| Ordens efetivas | ___ | ___ | ___ | ___ | ___ | ___ | ___ |
| Ordens inefetivas: | | | | | | | |
| Ordem em cadeia | ___ | ___ | ___ | ___ | ___ | ___ | ___ |
| Ordem vaga | ___ | ___ | ___ | ___ | ___ | ___ | ___ |
| Ordem formulada com pergunta | ___ | ___ | ___ | ___ | ___ | ___ | ___ |
| Ordem "vamos" | ___ | ___ | ___ | ___ | ___ | ___ | ___ |
| Ordem seguida por uma justificativa | ___ | ___ | ___ | ___ | ___ | ___ | ___ |
| Número total de ordens inefetivas | ___ | ___ | ___ | ___ | ___ | ___ | ___ |

claras. Dê tempo para que seu filho obedeça e recompense-o por isso. Se ele não seguir suas ordens, use os procedimentos que você costuma usar.

No quinto dia, selecione outra situação que envolva dar ordens e comece pensando como você faria isso. Esse procedimento o ajudará a integrar o que você praticou nas sessões de dar ordem em sua rotina diária. Como enfatizamos repetidamente, isso será necessário para que o seu comportamento e o comportamento de seu filho mudem. Dar ordens adequadas é uma maneira excelente de promover a mudança de comportamento!

A Planilha 9-3 resume suas atribuições para a semana 4. Depois que você seguiu esses passos, estará pronto para passar para a última semana do programa.

## ***Atribuições Diárias Para a Semana 4: Ordens***

**PLANILHA 9-3**

| Tarefas | Dias 1 | 2 | 3 | 4 | 5 | 6 | 7 |
|---|---|---|---|---|---|---|---|
| 1. Pelo menos uma prática de dez minutos para dar atenção, recompensar, ignorar | ☐ | ☐ | ☐ | ☐ | ☐ | ☐ | ☐ |
| 2. Uma prática de dez minutos para dar ordens | ☐ | ☐ | ☐ | ☐ | ☐ | ☐ | ☐ |
| 3. Selecione a primeira situação diária em que você dá ordens efetivas | | | ☐ | ☐ | ☐ | ☐ | ☐ |
| 4. Selecione a segunda situação diária em que você dá ordens efetivas | | | | | ☐ | ☐ | ☐ |

# 10

# *Semana 5: Isolamentos*

A esta altura, você já deve ter formado um relacionamento melhor com seu filho. Além disso, ele está obedecendo a suas ordens com mais frequência, em parte porque o relacionamento melhorou e também porque você está dando bons comandos e elogiando a obediência dele. Entretanto, seu filho ainda deixa de obedecer de vez em quando. Na última semana do programa você vai aprender como reagir a uma desobediência. Primeiro, vamos examinar a importância de reagir com coerência a esse comportamento.

## Resposta Coerente à Desobediência

Como foi dito no Capítulo 9, você deve estar disposto a tomar uma medida em consequência de uma desobediência. Em outras palavras, seu filho precisa entender que se não obedecer, sofrerá uma consequência negativa, assim como sua obediência lhe trará uma consequência positiva (elogio). Você deve estar disposto a tomar uma atitude toda vez que seu filho não seguir suas ordens. Se você agir assim, ele aprenderá rapidamente que você não vai ignorar a desobediência dele nem cederá. Quando seu filho perceber que você vai sempre tomar uma atitude como consequência, não terá razão para testar constantemente os limites por não obedecer.

Muitos pais agem com incoerência à desobediência de seu filho. Por exemplo, um dia você pode ter reagido à recusa dele em tomar banho, dizendo: "Tudo bem, então fique sujo, se é isso que você quer.", enquanto outro dia você pode ter dito: "Você vai tomar banho agora, e não estou brincando!". Essa incoerência em sua reação promove mais desobediência porque seu filho nunca sabe o que você vai fazer, e pode testar os limites para ver exatamente o que você fará em qualquer ocasião dada. Por outro lado, se você aplicar consistentemente uma medida específica, o seu filho deixará de testar os limites e não desobedecerá tanto.

Lembre-se do contexto em que a desobediência de seu filho está acontecendo *agora*. Você reduziu o número de ordens que está dando; quando dá ordens, elas são claras e concisas; e está recompensando a obediência. Neste contexto, seu filho provavelmente vai obedecer na maior parte das vezes e, como resultado, provavelmente você não terá de tomar medidas pela não-obediência. Isto é evidência do melhor relacionamento que agora você tem com seu filho!

Em nossa experiência, a maioria dos pais de crianças de temperamento forte tentou diversas medidas para conter a desobediência e outros problemas de comportamento, que têm variado de ignorar a dar explicações, ameaçar e bater. Os pais muitas vezes são incoerentes no uso desses procedimentos, pois mudam de um para outro. Além disso, cada uma dessas medidas impõe um problema. Enquanto você pode ignorar comportamentos que buscam chamar a atenção, como choramingar ou fazer birras, você simplesmente não pode ignorar a desobediência ou qualquer outro comportamento como agressão ou comportamentos perigosos. Se desobediência e agressão forem ignoradas, ocorrerão mais frequentemente porque atingem seu propósito e, portanto, serão reforçadas. Por exemplo, se você ignora a desobediência, seu filho aprende que pode evitar fazer o que você lhe pede. Como resultado, a desobediência dele será reforçada negativamente e ocorrerá com mais frequência. De modo semelhante, a agressão não deve ser ignorada, não só por ser perigosa, mas também porque quando ignorada ocorrerá mais frequentemente se atingir seu objetivo, como machucar uma pessoa.

Justificar é o que a maioria de nós como pais preferiria fazer. Afinal, se você puder explicar a seu filho por que ele deve obedecer, por que ele não faria isto? Lamentavelmente, justificar raramente convence crianças de temperamento forte. Na verdade, faz exatamente o oposto: recompensa seu filho pela desobediência com sua atenção não dividida! Consequências extremamente ameaçadoras ("Você nunca assistirá à televisão novamente na sua vida se não fizer o que estou lhe dizendo agora!") não funcionarão, porque seu filho sabe que não serão cumpridas (mesmo que às vezes seja esse o desejo). Bater funciona mais para extravasar a frustração e a raiva dos pais que para melhorar o comportamento de uma criança. Além disso, bater não permite ao pai nem ao filho se acalmarem, e pode ensinar uma criança que a agressão física é uma forma de resolver um problema. Não é isto o que você quer que seu filho de temperamento forte aprenda!

A consequência que recomendamos que você use consistentemente pela desobediência é *"deixá-lo isolado"*. Isole seu filho em um local desinteressante durante vários minutos e não dê atenção a ele. Ao contrário da maioria das formas de punição que envolvem fazer alguma coisa dolorosa à criança, o isolamento é a *remoção* da oportunidade de receber qualquer atenção. Ou seja, em vez de ser uma forma típica de punição, é a remoção das consequências positivas. Isto pode ser tão efetivo quanto a maioria das formas de punição sem os efeitos colaterais negativos característicos. Além disso, como resultado da primeira parte do programa de cinco semanas, sua atenção agora é muito importante para seu filho, o que tornará os isolamentos muito eficazes.

## Isolamento Efetivo

A maioria dos pais já ouviu falar de isolamento. Como muitos dos pais com quem trabalhamos, você pode ter até tentado isso e concluiu que não funciona. Mas, depois de mostrarmos aos pais a maneira correta de usar o isolamento, o comportamento da criança muda, e eles percebem que essa tática funciona. Temos certeza de que você chegará à mesma conclusão se seguir nossas instruções neste capítulo. As

**TABELA 10-1**

**Escolhendo um Local para o Isolamento**

| | |
|---|---|
| *Melhores Opções* | • Corredor<br>• Quarto dos pais<br>• Canto da cozinha (para criança de dois a três anos) |
| *Opções Menos Desejáveis* | • Quarto da criança |
| *Não Podem Ser Opções* | • Banheiro<br>• Armário<br>• Quarto escuro |

pesquisas têm demonstrado que esses procedimentos são as maneiras mais efetivas de implementar o isolamento. É importante seguir os procedimentos exatamente da forma como são apresentados. Mudanças mínimas podem diminuir sua efetividade significativamente!

Primeiro, escolha um local para isolar seu filho, dentro de sua casa. Há inúmeras coisas que você precisa considerar ao escolher esse lugar. Ele deve estar sempre longe de brinquedos, pessoas, janelas, televisores, rádios e qualquer coisa que seu filho goste. Lembre-se, isolar significa que seu filho não está recebendo atenção positiva sua ou de qualquer pessoa. Em segundo lugar, não deve haver nada que ele possa quebrar por perto. Por que causar um acidente isolando seu filho próximo a uma luminária valiosa? A Tabela 10-1 resume os locais que são desejáveis e indesejáveis para o isolamento.

Um bom lugar para o isolamento é o final de um corredor. Costuma ser um lugar longe de pessoas e de outras atividades agradáveis (por exemplo, televisão). Se você usa um corredor para uma área de isolamento, recomendamos manter uma cadeira para adultos no local. Isto pode servir a várias finalidades úteis. Primeiro, pode lembrar seu filho que aquela é a área de isolamento. Além disso, vai ajudar a definir onde ele deve estar durante esse tempo (na cadeira). Uma cadeira para adultos também manterá os pés de seu filho fora do chão, logo, será menos provável que ele se levante durante o isolamento. Cuidado para não colocar a cadeira muito perto da parede, senão seu filho pode chutá-la continuamente, até fazer um buraco nela.

Um quarto também é uma boa opção. Porém, no quarto de seu filho ele poderá fazer muitas atividades agradáveis. Nesse caso, se você tiver de usar o quarto de seu filho como área de isolamento, retire todos os brinquedos. Seu próprio quarto pode ser um lugar melhor, porque provavelmente contém menos coisas para entreter seu filho. Não deixe de conferir se há qualquer coisa que possa quebrar no quarto.

Para crianças de dois a três anos, um canto da cozinha pode ser um ótimo local. Você pode ficar de olho enquanto prepara o jantar. Entretanto, evite qualquer contato com ela (visual, verbal ou físico).

Alguns pais acham que o banheiro é uma boa área de isolamento. Isso pode ser perigoso se no local tiver remédios, lâminas de barbear ou outros objetos potencialmente perigosos. Então, não recomendamos usar um banheiro como área para isolamento.

Qualquer que seja o local que você escolher, nunca apague as luzes como parte da "suspensão de atividades". Isto só assustará seu filho. Pela mesma razão, nunca use um armário ou uma pequena área fechada para esse fim. O objetivo de fazer seu filho "dar uma parada" é retirar a atenção dada a ele temporariamente, não assustá-lo.

## O Procedimento de Isolar

Quando você isola seu filho por ter sido desobediente, precisa seguir uma sequência exata para implementar o procedimento. As etapas a serem seguidas estão resumidas na Tabela 10-2 e apresentadas a seguir. Depois de conhecer os procedimentos e antes de implementá-los realmente, você deve explicar à criança exatamente o que acontecerá quando ela obedecer e quando não. Isto vai prepará-la e reduzir a probabilidade de você ter de isolá-la.

Depois de dar uma ordem simples e clara, espere cinco minutos para que seu filho comece a obedecer. Se ele obedecer, elogie-o. Se não, dê uma advertência: "Se você não _________, terá de ficar isolado de castigo.". Faça essa advertência com voz

**TABELA 10-2**

### Sequência de Isolamento pela Desobediência

1. Dê ordens claras.
2. Se o seu filho não começar a obedecer em cinco segundos, faça uma advertência: "Se você não ________, terá de ficar isolado.".
3. Se o seu filho não começar a obedecer em cinco segundos, diga: "Uma vez que você não _______, você tem de ficar isolado.".
4. Leve o seu filho para "dar uma parada" sem fazer sermão, caçoar nem discutir.
5. Ignore gritos, protestos e promessas de obediência.
6. Diga a ele para se sentar na cadeira de isolamento.
7. Depois de ele estar sentado e sossegado, marque três minutos.
8. Quando o tempo dele terminar, e se ele tiver ficado quieto nos últimos quinze segundos, volte até a cadeira e diga-lhe que o tempo de isolamento terminou.
9. Volte a dar a ordem original.
10. Isole novamente seu filho, se ele não obedecer.

normal, sem gritar nem mostrar irritação. Espere cinco minutos. Se a criança começar a obedecer, elogie-a. Se não, leve-a pela mão e diga apenas "Como você não __________, vai ficar isolado". Diga apenas uma vez e com voz calma, mas firme. Não dê sermão, não caçoe nem discuta com ele, e não aceite qualquer desculpa. Não fale com ele enquanto o leva para a cadeira. Ignore gritos, protestos e promessas de obediência.

Quando você diz a seu filho que ele precisa de um castigo, a resposta dele pode desencadear um de dois problemas. Primeiro, ele pode começar a obedecer imediatamente. Se isso acontecer, não ceda; vá em frente e deixe-o isolado. Isto é difícil porque, afinal, ele finalmente obedeceu. Entretanto, pense no que ele estará aprendendo: "Não tenho de obedecer até que minha mãe me dê uma ordem, uma advertência e então me deixe isolado". Obviamente, este não é seu objetivo. Segundo, seu filho pode resistir enquanto você o estiver levando até a cadeira. Se isto ocorrer, fique atrás dele, coloque as mãos em suas axilas e levante-o, para que ele não possa ver você. Leve-o até a cadeira e coloque-o nela, enquanto você fica atrás dela.

Quando você e seu filho chegam à cadeira, diga a ele para se sentar. Quando ele estiver quieto, você poderá colocar um despertador e dizer a ele para ficar na cadeira até o alarme soar. O despertador não é necessário, mas pode fornecer a seu filho uma pista sobre a duração do isolamento. Coloque-o onde ele pode ver mas não tocá-lo. Marque três minutos.

A duração do isolamento deve depender, em parte, se seu filho se manteve quieto antes de encerrar o tempo. Quando você começa a usar o isolamento, exija que seu filho fique quieto durante os últimos quinze segundos. Se ele estiver gritando ou chutando a parede até o fim do período de isolamento, espere até que ele fique quieto por pelo menos quinze segundos além do período, antes de retirá-lo. Depois de várias semanas usando o isolamento, você pode mudar o tempo que seu filho tem de ficar quieto para um minuto. Gradualmente você pode continuar a aumentar esse tempo. Dessa forma, seu filho aprenderá que o bom comportamento no isolamento é importante e é exigido para sair dele. Não o retire de lá até que esteja quieto!

Depois de completar o período de isolamento, diga a seu filho que ele pode se levantar. Visto que ele teve de ser isolado por não seguir ordens, volte para a cena onde ele desobedeceu e dê a ordem original novamente. Você deve fazer isto, ou ele aprenderá que pode escapar de suas ordens se for "retirado de cena". Se o seu filho ficar isolado por se recusar a recolher os brinquedos e você os recolhe enquanto ele está lá, ele também aprenderá que pode fugir dessa tarefa se ficar isolado. Uma vez que ele está fora do isolamento e você lhe deu a ordem novamente, siga a mesma sequência que leva à suspensão de atividades, se ele não obedecer.

O fluxograma "Consequências da Obediência e da Desobediência" mostra as consequências diferentes que você deve aplicar dependendo de seu filho obedecer ou não às suas ordens. Lembre-se, depois que seu filho ficou isolado, dê a ordem novamente. Teoricamente, você pode ficar nessa sequência *para sempre* se o seu filho nunca obedecer. Entretanto, recomenda-

***Consequências pela Obediência e Desobediência***

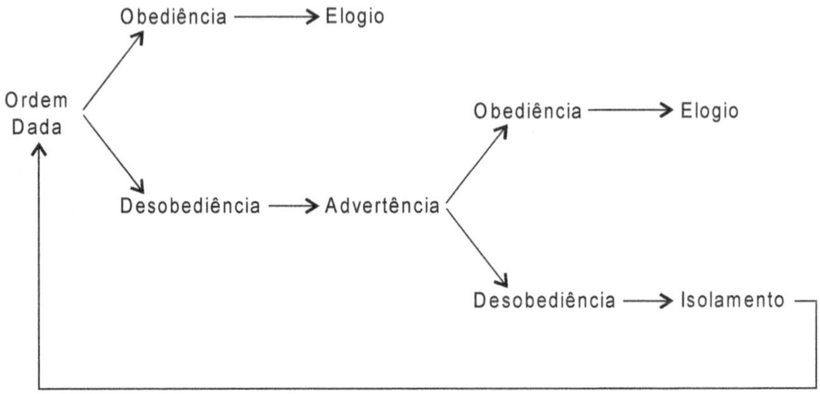


mos que você continue somente até que seu filho obedeça ou complete dezoito anos (brincadeira!). Falando sério, você deve mantê-lo até que obedeça, e ele obedecerá quando perceber sua determinação. Quando isso acontecer, elogie-o!

Alguns pais querem discutir detalhadamente com seu filho por que o isolamento foi usado, seu amor pelo filho, e o quanto eles se sentiram péssimos por ter de tomar essa medida. Outros pais querem discutir com seu filho para que ele se sinta culpado por não obedecer e para que ele peça desculpas. Nenhum desses dois tipos de discussão é desejável ou útil. Um breve comentário como "Você teve de ser isolado porque não fez o que a mamãe lhe disse para fazer." Já basta, nada mais que isso.

## Superando Problemas de Isolamento

Você pode se deparar com vários problemas ao isolar seu filho. Um dos mais comuns é que ele pode não ficar sentado na cadeira. Se isso acontecer, você tem várias opções. Primeiro, se ele se recusar a se sentar, você pode dizer que o período de isolamento não começará antes de ele se sentar. Uma segunda opção é acertar o relógio para três minutos cada vez que seu filho tiver de ser levado para a cadeira. Uma terceira opção é que você pode colocá-lo na cadeira novamente, dizer "Fique na cadeira!", e colocar suas mãos nas pernas dele para incentivá-lo a permanecer sentado. Outra opção para uma criança que tem cinco anos de idade ou mais é dizer que se ela não voltar para a cadeira, perderá um privilégio. Por exemplo, você poderia dizer com voz calma: "Se você se levantar outra vez, não poderá andar de bicicleta o resto do dia.". Lembre-se de que se você disser isto, terá de cumprir! Retirar privilégios não funcionará com crianças com menos de cinco anos porque elas têm dificuldade em estabelecer a ponte entre o que está acontecendo agora e aproveitar o privilégio mais tarde.

Outro problema comum é que seu filho pode dizer coisas, enquanto está isolado, com a intenção de chamar sua atenção. Talvez seja difícil para você ouvir alguns comentários. Aqui estão algumas das sentenças mais comuns que os pais ouvem:

- "Eu tenho de ir ao banheiro."
- "Eu não gosto mais de você."
- "Vou fugir."
- "Detesto você".
- "Eu gosto mais do isolamento do que de ficar com você."
- "Você é feia e má."
- "Eu quero que você morra."
- "Vou chamar a polícia."
- "Eu queria que você não fosse minha mãe."
- "Eu queria que você não fosse meu pai."

Você tem que ignorar estas frases!

Alguns pais relatam que enquanto o filho está sentado, ele empurra a cadeira devagar para fora da área de isolamento com os pés. Esta é uma das razões para usar uma cadeira de adulto no isolamento. Com uma cadeira grande, os pés de seu filho não alcançam o chão. Portanto, para empurrar a cadeira para fora da área de isolamento, ele precisa estar fora dela. Nesse caso, siga uma das quatro opções que apresentamos para lidar com uma criança que sai do isolamento.

Às vezes, uma criança se recusa a sair do isolamento quando o tempo acaba. Se isso ocorrer, você precisa assumir o controle e dizer a ele que então ele vai ficar mais um tempo ali. Afinal, se recusar a sair do isolamento é outro caso de

### Problemas de Isolamento e Soluções Possíveis

**TABELA 10-3**

| Problema | Soluções Possíveis |
|---|---|
| Recusar-se a sentar-se na cadeira | • Não comece o isolamento até que a criança esteja sentada. |
| Sair ou mover a cadeira | • Pare o relógio até que seu filho se sente.<br>• Marque três minutos.<br>• Coloque seu filho na cadeira, diga--lhe para ficar e coloque suas mãos nas pernas dele.<br>• Tire um privilégio se o seu filho não voltar para a cadeira (para crianças com cinco anos de idade ou mais). |
| Insultá-lo verbalmente | • Ignore os insultos. |
| Gritar e chorar | • Ignore gritos e xingamentos. |
| Recusar-se a sair do isolamento | • Comece o isolamento outra vez. |
| Um irmão interagindo com seu filho, enquanto ele está no isolamento | • Coloque o irmão no isolamento em outro lugar. |

desobediência. Acerte o relógio novamente. Quando despertar, volte para a área de isolamento e diga a ele novamente que saia do isolamento. Se ele ainda assim se recusar a sair, acione o relógio novamente. Faça isso até seu filho concordar em sair e siga a instrução que deu originalmente. Ele acabará concordando!

A Tabela 10-3 resume estes e outros problemas e soluções relacionadas a isolamento. Isolar é um procedimento complicado, por isso você precisará praticá-lo antes de usar com seu filho. No final deste capítulo, você dirá como aprender, praticar e usar o isolamento pela desobediência.

## Usando o Isolamento para Outros Problemas

O procedimento de isolar que você está aprendendo pode ser usado não só para lidar com a desobediência, mas também com outros problemas de comportamento que não podem ser ignorados. Você precisa reagir usando um isolamento quando seu filho faz qualquer uma das coisas listadas a seguir. (Continue a ignorar comportamentos que você identificou na semana 3, como chorar, birras e exigências de atenção.)

- Bater em um irmão, colega ou pai
- Correr para o meio da rua
- Pular em um móvel
- Morder outra criança
- Destruir objetos de casa ou brinquedos de outra criança
- Usar palavrões
- Responder a um pai ou a outro adulto
- Chutar, bater, beliscar ou puxar o cabelo
- Atirar objetos que não devem ser atirados

A resposta mais efetiva a esses comportamentos é um procedimento de isolamento semelhante àquele apresentado pela desobediência, mas o procedimento vai diferir de diversas formas. Primeiro, diga a seu filho apenas uma vez para não ter nenhum desses comportamentos. Diga que se ele se comportar dessa forma, será isolado imediatamente. Já que esses comportamentos não envolvem uma ordem inicial, diga a ele suas expectativas e desenvolva uma lista de Regras da Casa. Se o seu filho violar uma Regra, não dê uma advertência. Em vez disso, aplique um isolamento imediatamente.

Diga a seu filho antecipadamente quais os comportamentos que resultarão em isolamento imediato. Prepare a lista e fixe na geladeira ou em algum outro local onde o seu filho possa vê-la (para uma criança que ainda não lê, apresente as normas na forma de figuras). Leia as normas e revise o procedimento de isolamento. Mostre a ele a cadeira de isolamento e diga o que acontecerá se ele exibir qualquer um dos comportamentos. Faça-o repetir a lista de regras e o procedimento para garantir que ele entendeu. Ao apresentar quais

### *Explicando as Regras da Casa: Um Exemplo*

Veja como uma mãe explicou as Regras da Casa a seu filho de quatro anos:

"Johnny, vamos desligar a tevê e conversar alguns minutos. Você sabe que eu estou ficando aborrecida com você de vez em quando. Acho que uma forma de ajudá-lo a se comportar melhor e a conviver melhor conosco é estabelecer algumas Regras da Casa, que você deverá obedecer sempre. Se não obedecer, terá de ficar isolado imediatamente. Eu o tomarei pela mão e o levarei ao isolamento, e você ficará sentado durante quatro minutos. Vamos praticar ir para o isolamento depois de você quebrar uma Regra da Casa. (Eles praticam o procedimento que acaba de ser descrito.)

Agora, vê este pedaço de papel? Aqui estão escritas as 'Regras da Casa'. Vou ler três regras e colocar algumas figuras para mostrar o que você pode e não pode fazer. As regras são

1. Não pular no móvel.
2. Não bater em sua irmã.
3. Não correr dentro de casa.

Quando você pular em um móvel, bater em sua irmã ou correr dentro de casa, o que acontecerá? Terá de ir imediatamente para o isolamento.

Esta lista ficará fixada aqui na geladeira. Toda manhã a gente vai relembrar as regras.

Muito bem, agora que as regras estão estabelecidas, vamos sair e jogar bola."

Dependendo da idade de seu filho, adapte essa conduta às regras e necessidades de sua própria casa.

os comportamentos que são aceitáveis e inaceitáveis e o que acontecerá quando as Regras da Casa forem violadas, você está sendo justo com ele. Sempre que possível, lembre a ele sobre as Regras da Casa.

No final de um isolamento, diga: "Você teve de ser isolado porque quebrou uma Regra da Casa. Qual regra você quebrou?". Se ele responde corretamente, diga: "Está certo. Não ________ outra vez". Se ele responde incorretamente ou não responde, fale rapidamente que regra ele quebrou. Em seguida, tente imediatamente envolver seu filho em uma atividade (como ajudá-lo a fazer uma pergunta) de modo que você possa elogiá-lo.

Você também pode usar o isolamento para outros problemas de comportamento fora de casa. Entretanto, use-o em lugares públicos somente depois de ter usado com êxito em casa. A principal diferença em usar isolamento fora de casa é que você precisa identificar um lugar adequado. Se você está fazendo compras, pode usar um canto da loja ou o banco de trás de seu carro. Se o seu filho começa a perturbar, você pode lhe dar uma advertência: "Se você não deixar as mãos dentro do carrinho de compras, ficará no carro". Se ele não obedecer, leve-o pela mão para o carro. Coloque-o no banco de trás, fique do lado de fora e vire as costas. Verifique se está com a chave do carro! Deixe-o lá por um tempo determinado e então abra a porta e leve-o de volta para a loja. Elogie-o assim que ele se portar bem. Quando você usa seu carro para isolar seu filho, não o deixe sozinho e verifique se a temperatura está adequada para uma criança. Não deixe os vidros fechados.

## As Famílias Smith e Jones

Isolar ajudou as famílias Smith e Jones a lidar com a desobediência e outros problemas de comportamento.

### *A Família Smith*

Quando visitamos a família Smith da última vez, o relacionamento de Tim com seus pais continuava a melhorar. Além disso, quando seus pais davam ordens de maneira simples e direta, a obediência do menino estava melhorando. Às vezes ele dizia que iria obedecer (por exemplo: "Eu vou recolher meus brinquedos daqui a um minuto."), mas não fazia isso. Outras vezes ele se recusava a obedecer ("Não, eu não quero recolher meus brinquedos!") ou até fazia birra em vez de obedecer. Bárbara e John, portanto, receberam bem a chance de usar isolamentos.

Antes, os pais de Tim lidavam com problemas de comportamento como a desobediência aplicando várias medidas disciplinares, que incluíam implorar, ameaçar, gritar e, em algumas ocasiões, bater. Nem Bárbara nem John acharam qualquer uma dessas consequências efetiva. Ficar mudando de um tipo de disciplina para outro simplesmente não estava funcionando. Além disso, Bárbara e John geralmente se sentiam mal depois de gritar, ameaçar ou bater. Então, o casal gostou da ideia de usar isolamento para todo ato de desobediência e para outros comportamentos que não podiam ser ignorados.

Tim era uma criança criativa. Quando seus pais começaram a usar isolamentos, ele ultrapassava todos os limites. Ele arrastava a cadeira pela sala sem sair dela, se recusava a levantar quando o castigo acabava, dizia que ia fazer xixi enquanto estava sentado, e gritava "Eu odeio minha mãe!". Mas os pais também eram criativos na solução dos problemas. Cada vez que Tim tentava um novo truque para desafiar o isolamento, John e Bárbara sentavam e discutiam como resolvê-lo.

Gradualmente, o isolamento se tornou um procedimento direto que o casal usava para situações ocasionais de desobediência e como forma de Tim acalmar quando ficava aborrecido e agressivo. De fato, o menino às vezes até se isolava para se acalmar quando ficava zangado com sua irmã. Ele estava começando a descobrir maneiras de controlar seu próprio comportamento para não se meter em encrencas.

## *A Família Jones*

Quando visitamos a família Jones pela última vez, Patrícia tinha percebido que havia muitas ordens que não precisava mais dar para Lisa. Ela notou que quando dava ordens, a filha obedecia se estas fossem simples, lógicas e diretas. Para Patrícia, o isolamento não era um conceito novo. Entretanto, ela percebeu que não tinha usado o isolamento adequadamente. Patrícia sempre achou que era importante dar um sermão para Lisa antes e depois do isolamento para que a filha entendesse o que estava errado no comportamento dela. Depois, explicou: "Parecia lógico para mim ficar repetindo a Lisa o que estava errado no comportamento dela. É por isso que eu nunca achei que o 'castigo' funcionava. O isolamento com muito sermão só parecia aumentar o mau comportamento. Eu nunca percebi que estava lhe dando atenção quando o objetivo do isolamento era justamente o contrário". Patrícia sentou-se com Lisa e descreveu o procedimento do isolamento, quando este seria dado e exatamente para que comportamentos seria imposto. Depois disso, ela raramente teve de usar isolamentos. Lisa não precisava mais pressionar sua mãe para ver do que ela conseguiria se safar.

## Praticando Suas Habilidades de Castigar

A Planilha 10-1 resume suas atribuições diárias para isolar seu filho pela desobediência, durante a semana 5. Também fornece algumas práticas de isolamento para lidar com outros comportamentos em casa e em lugares públicos. À medida que você cumpre essas atribuições, lembre-se de continuar pelo menos uma sessão prática de dez minutos para dar atenção, recompensar e ignorar.

Comece no primeiro dia selecionando um lugar para isolar seu filho e memorizando o procedimento de isolar. Nos três primeiros dias desta semana, aprenda o procedimento de isolar estudando e praticando. Planeje reservar pelo menos trinta minutos por dia. Releia este capítulo, em particular as Tabelas 10-2 e 10-3. Pratique o procedimento de isolar com seu marido ou outro adulto, completando as seguintes tarefas:

1. Descreva onde e por que você selecionou aquele local específico para o isolamento.
2. Descreva o procedimento de isolamento passo a passo como é apresentado na Tabela 10-2 e descrito anteriormente neste capítulo.
3. Descreva como você lidará com problemas que surgem no isolamento, como apresentado na Tabela 10-3.
4. Conduza o adulto por todo o procedimento de isolamento como foi apresentado na Tabela 10-2. Se percebeu que cometeu erros, repita todo o procedimento novamente.
5. Conduza o adulto por todo o procedimento de isolamento, mas faça com que ele imite os problemas de comportamento para ir para o isolamento e para sair dele. Note se cometeu qualquer erro ao lidar com esses problemas e faça novo ensaio.

### *Atribuições da Semana 5 em Diante: Usando Isolamentos*

**PLANILHA 10-1**

| **Tarefas** | **Dias da Semana 5** 1 | 2 | 3 | 4 | 5 | 6 | 7 | **Semana** 7 | 9 |
|---|---|---|---|---|---|---|---|---|---|
| 1. Selecione o lugar para o isolamento | ☐ | | | | | | | | |
| 2. Memorize as etapas do isolamento | ☐ | | | | | | | | |
| 3. Pratique o isolamento com outro adulto e sem o seu filho | ☐ | ☐ | ☐ | | | | | | |
| 4. Conte a seu filho sobre os isolamentos que ele tomará pela desobediência | | | ☐ | | | | | | |
| 5. Comece a isolar seu filho pela não-obediência de uma ordem | | | ☐ | ☐ | ☐ | ☐ | | | |
| 6. Comece a isolar pelo não-cumprimento de todas as ordens | | | | | | | ☐ | | |
| 7. Comece a isolar para outros problemas de comportamento em casa | | | | | | | | ☐ | |
| 8. Comece a isolar para problemas de comportamento em lugares públicos | | | | | | | | | ☐ |

No terceiro dia, repita os procedimentos de castigar, conforme descritos na Tabela 10-2, com seu filho. Conduza-o por todo o procedimento de modo que ele saiba exatamente o que esperar. Fale sobre duas regras importantes que ele deve seguir quando está no isolamento: (1) ficar na cadeira do isolamento sem tocar os pés no chão e (2) permanecer quieto.

Selecione uma ordem que você dá frequentemente a seu filho e que ele costuma não obedecer. Diga que ele será isolado toda vez que não seguir essa ordem. Faça isso sempre que necessário usando o procedimento de isolar apresentado na Tabela 10-2. Depois de usar o isolamento com esse comportamento nos dias 3 até 6, diga a seu filho que toda vez que as ordens não forem seguidas em casa ele será isolado. Comece a usar o isolamento toda vez que ele desobedecer.

Fixe duas coisas em uma parede onde você possa vê-las todo dia: uma cópia do procedimento de isolamento na Tabela 10-2 e um calendário. Refresque sua memória diariamente, lendo o procedimento. No calendário, registre cada vez que você usa o isolamento e o comportamento para o qual foi usado. Isto o ajudará a acompanhar com que frequência você usa isolamentos e se os problemas de comportamento de seu filho estão mudando.

Depois de usar isolamentos durante duas semanas em resposta à desobediência, comece a usá-los com outros comportamentos-problema que você não pode ignorar em casa. Estabeleça e explique as Regras da Casa para esses comportamentos. Fixe suas Regras da Casa na parede ou na geladeira. Depois de aproximadamente duas semanas usando isolamento para comportamentos-problema em casa, comece a usá-lo fora de casa.

Aprender os detalhes do procedimento de castigar tomará toda sua atenção, mas você terá de ser bastante determinado para usá-lo efetivamente. Mas, se você está atento ao seu filho e recompensa a obediência, não deve ter de usar o isolamento com muita frequência. Cuidado para não reverter para focalizar apenas os comportamentos-problema. A atenção e a recompensa verbal construirão o relacionamento positivo que você deseja ter com seu filho.

# 11

# Integrando Suas Habilidades em Ser Pais

Educar efetivamente uma criança de temperamento forte exige um esforço contínuo. Portanto, para ajudá-lo a rever o processo de avaliação e as cinco habilidades de ser pais ensinadas na Parte II, elas foram resumidas na Tabela 11-1. Você pode usar cada uma delas como ferramentas para melhorar o comportamento de seu filho.

## Combinando Suas Novas Habilidades

As habilidades no programa de cinco semanas para tratar do comportamento-problema devem ser integradas umas às outras. Juntas, elas fornecem três modos básicos para mudar o comportamento:

1. Você pode aumentar a ocorrência de um comportamento colaborador, o que muitas vezes é incompatível com problemas resultantes do comportamento-problema, dando atenção e recompensa.
2. Você pode diminuir a ocorrência de um comportamento-problema removendo o reforço positivo dado a ele, ignorando e aplicando castigos.
3. Você pode reduzir a desobediência (um aspecto frequente do comportamento-problema) modificando o que você faz

**TABELA 11-1**

## O Processo de Avaliação e Cinco Habilidades de ser Pais

| | |
|---|---|
| *Processo de Avaliação* | • O comportamento de meu filho precisa mudar?<br>• Ele exibe frequentemente comportamentos-problema comuns entre crianças de temperamento forte?<br>• O comportamento dele é um problema em situações diárias?<br>• Ele tem pontuação baixa em testes de obediência?<br>• Fico frequentemente frustrado com o comportamento dele? |
| *Habilidade 1: Dar Atenção* | • Descreva o comportamento adequado de seu filho.<br>• Imite o comportamento de brincar de seu filho.<br>• Reduza ordens, perguntas e tentativas de ensinar.<br>• Pratique! |
| *Habilidade 2: Recompensar* | • Continue a descrever e a imitar o comportamento adequado.<br>• Recompense verbalmente o comportamento adequado, elogiando e descrevendo o comportamento desejado.<br>• Pratique! |

antes do comportamento — ou seja, como você dá ordens a seu filho.

É por meio da *combinação* desses três procedimentos que você melhorará mais efetivamente o comportamento de seu filho. Seja qual for o problema de comportamento, você precisa avaliar o que está fazendo antes e o que pode fazer mais efetivamente depois do comportamento. Depois do compor-

**TABELA 11-1 continuação**

| | |
|---|---|
| *Habilidade 3: Ignorar* | • Decida quais os comportamentos que você pode ignorar.<br>• Não tenha contato físico.<br>• Não faça contato verbal.<br>• Não faça contato visual.<br>• Pratique! |
| *Habilidade 4: Dar Ordens* | • Atraia a atenção de seu filho e olhe nos olhos dele.<br>• Fale com voz firme, mas não fale alto nem de forma rude.<br>• Dê uma ordem que seja específica e simples.<br>• Use gestos quando necessário.<br>• Recompense a obediência.<br>• Pratique! |
| *Habilidade 5: Castigar* | • Escolha um local para o castigo.<br>• Memorize as etapas do castigo.<br>• Pratique sem o seu filho.<br>• Fale a seu filho sobre o castigo pela desobediência e outros comportamentos-problema.<br>• Comece a dar castigos em casa.<br>• Comece a dar castigos fora de casa. |

tamento, a maior parte de suas soluções deve combinar as habilidades de dar atenção e recompensas para aumentar o comportamento desejável, com a habilidade de ignorar ou de castigar para diminuir o comportamento negativo.

Vejamos um exemplo. Suponha que você esteja tendo dificuldades com seu filho quando vai ao supermercado. Ele está sempre exigindo balas e fugindo de você quando não consegue o que quer. Para avaliar como você está lidando com essa situação, pergunte-se como está aplicando cada uma das habilidades para mudar o comportamento negativo rebelde: "Estou dando atenção e recompensando o comportamento colaborador de meu filho? Quando ele exige bala, estou lhe dizendo: "não" e ignorando o comportamento dele? Eu disse a ele que se fugisse de mim seria castigado, e estou lhe dando realmente um castigo por tal comportamento? Quando entramos na loja, estou lhe dando instruções claras a respeito do comportamento que espero dele?" Ao responder a essas perguntas, você identifica o que está fazendo e o que deveria estar fazendo. Dessa forma, estará considerando todas as cinco habilidades ensinadas no programa e saberá como combiná-las para tratar de um dos comportamentos inadequados de seu filho.

Em nosso trabalho clínico, conversamos com pais sobre a importância da consistência no uso das habilidades ensinadas no programa de cinco semanas para tratar do comportamento-problema da criança de temperamento forte. Se você conseguisse reconhecer comportamentos positivos de seu filho por meio de atenção e recompensas, ignorar comportamentos inadequados sem importância, dar instruções claras e castigos por comportamentos inadequados que não podem ser ignorados, você seria o pai perfeito! Nessas condições e dentro do contexto do temperamento de seu filho e do ambiente familiar mais amplo, você atingiria a mudança máxima possível no comportamento negativo e rebelde dele. Entretanto, nunca conhecemos nem ouvimos falar de pais totalmente coerentes, e provavelmente você não será o primeiro. Procure ser o mais coerente possível, mas perceba que você não será perfeito.

## As Famílias Smith e Jones

Depois que os pais de Lisa e de Tim participaram do programa, Lisa e Tim passaram a ser crianças "perfeitas"? É claro que não. Principalmente no caso de Tim, os Smith tiveram de se reorganizar continuamente e voltar para o básico do programa para resolver novos problemas. Isso exigia que eles discutissem cada problema novo, desenvolvessem um plano usando as habilidades que aprenderam no programa para lidar com o problema, e trabalhassem juntos para implementar o plano. Essa estratégia não eliminou cada comportamento-problema novo, mas eles foram capazes de diminuir os problemas. Bárbara e John sabiam que nunca seria fácil lidar com o filho como era com sua irmã, Susan, mas começaram a se sentir competentes como pais e preparados para o nascimento de seu terceiro filho.

Embora Lisa também não fosse perfeita, Patrícia não tinha de resolver problemas com tanta frequência quanto os Smith. Quando Patrícia concluiu o programa de cinco semanas, o comportamento de Lisa continuou a melhorar, com algumas recaídas. Mas, como os Smith, Patrícia se tornou uma solucionadora de problemas de longo prazo e começou a se sentir competente como mãe.

## As Cinco Habilidades em Contexto

Como as famílias Smith e Jones aprenderam, usar as habilidades de *parenting* (ação de ser pais) do programa de cinco semanas para tratar do comportamento-problema não leva a resultados perfeitos. Isto acontece em parte porque nenhum pai é perfeito. Os pais devem exercer essas habilidades dentro de um contexto maior. Como foi resumido na Tabela 11-2, o comportamento de uma criança é influenciado não só pelas respostas de seus pais, mas também pelo seu temperamento e pelo ambiente geral da casa.

Você será mais efetivo como pai se usar as habilidades do programa em um clima positivo para a mudança comportamental. Como será visto na Parte III, isto envolve criar um ambiente mais positivo em casa, desenvolver habilidades de comunicação e paciência, e desenvolver a auto-estima e habilidades de resolução dos problemas de seu filho. Por exemplo, se você usa as habilidades de *parenting,* mas não consegue desenvolver paciência ou a comunicação efetiva com os outros, o comportamento-problema de seu filho será mais resistente à mudança. As habilidades de *parenting,* como aquelas ensinadas no programa de cinco semanas, são necessárias para mudar o comportamento negativo e rebelde de seu filho, mas essas habilidades isoladas não são suficientes. Criar um clima positivo para a mudança comportamental também é necessário.

O temperamento de seu filho (o tópico da Parte I) também não pode ser ignorado. Você pode considerar seu temperamento como um indicador de quanto esforço será exigido para mudar o comportamento indesejável de seu filho. Além disso, o temperamento dele também pode determinar quanta mudança em seu comportamento negativo e rebelde você atingirá. Um temperamento muito difícil provavelmente limitará a extensão de mudança que ocorrerá no comportamento dele. Em essência, o temperamento de seu filho deve ser um indicador importante de suas expectativas para o comportamento dele. Por essa razão, Bárbara e John tinham diferentes expectativas a curto e a longo prazo de Tim (uma criança com um temperamento difícil) do que Patrícia tinha de Lisa (cujo temperamento não era tão difícil).

Para rever as dimensões do comportamento-problema, o temperamento pode ser visto como a base. Ou seja, ele pode criar condições para o comportamento-problema se desenvolver, informa do quanto você terá de se esforçar para mudar o comportamento, e indica que expectativas para mudar o comportamento de seu filho são razoáveis. Dentro deste contexto, você poderá aplicar as habilidades que aprendeu do programa de cinco semanas para tratar do comportamento-problema. Quando combinadas, essas habilidades podem levar a mudanças no comportamento dentro dos limites definidos por seu temperamento. Finalmente, um ambiente familiar negativo atrapalhará a melhora do comportamento de seu filho. Por outro lado, um ambiente familiar positivo tornará essa mudança mais fácil. E tornar o seu ambiente familiar mais positivo é o foco do Capítulo 12 na Parte III.

Portanto, suas novas habilidades de *parenting* devem ajudá-lo a se preparar para tratar de comportamentos-problema de seu filho. Entretanto, usar as habilidades de *parenting* e manter um ambiente positivo em casa não garante que seu filho não dará mais trabalho. As crianças continuarão sendo crianças e, em particular, as de temperamento forte continuarão tendo tendo temperamento forte! De forma mais realista, suas habilidades de *parenting* usadas dentro de um clima positivo para a mudança comportamental devem reduzir o nú-

**TABELA 11-2**

***O Contexto do Comportamento-Problema***

| Dimensão | Papel Amplo | Maneiras Como Cada Dimensão Realiza Seu Papel |
|---|---|---|
| Temperamento | Cria condições para o comportamento-problema | • Define a quantidade de esforço que será exigido para mudar o comportamento negativo e rebelde<br>• Ajuda a definir expectativas de mudanças no comportamento de seu filho |
| Habilidades Paternas | Tratam de problemas de comportamento | • Dá atenção a comportamentos positivos<br>• Recompensa comportamentos positivos<br>• Ignora comportamentos inadequados menos importantes<br>• Dá ordens adequadas<br>• Aplica castigos para o comportamento inadequado |
| Ambiente Familiar Positivo | Facilita a mudança do comportamento-problema | • Ensina a lidar de forma adaptada com os fatores que provocam estresse na família<br>• Estabelece rotinas, tradições e rituais<br>• Usa boas habilidades de comunicação dentro e fora de casa<br>• Reintroduz a diversão com seu filho<br>• Desenvolve mais paciência<br>• Promove a auto-estima de seus filhos e as habilidades deles para resolver problemas |

mero de problemas de comportamento com os quais você tem de lidar. Além disso, quando os problemas surgem, você terá as habilidades para avaliá-los e lidar com eles. Você também terá mais oportunidade de ajudar seu filho a tirar vantagem dos aspectos positivos de ser desafiador. É mais provável que você atinja esses resultados quando usa consistentemente as habilidades de *parenting*.

# Parte III

# Criando um Clima Positivo para a Mudança de Comportamento

*O programa de cinco semanas descrito na Parte II para melhorar o comportamento-problema de seu filho que tem o temperamento forte será mais efetivo se aliado a outras condutas positivas na criação de seus filhos. Visto que muitos fatores influenciam o comportamento das crianças, as técnicas de controle do comportamento sozinhas não são suficientes para mudar radicalmente os aspectos negativos de um comportamento-problema. As técnicas de* parenting *(ação de ser pais) apresentadas na Parte II serão muito mais efetivas quando você também melhora a atmosfera positiva em sua casa. A Parte III apresenta nossas visões de como tornar sua casa mais positiva (Capítulo 12), comunicar-se mais efetivamente (Capítulo 13), ter mais paciência ao lidar com seu filho (Capítulo 14), incentivar a auto-estima positiva de seu filho (Capítulo 15), e ajudá-lo a resolver problemas com os colegas (Capítulo 16).*

# 12

# *Criando um Lar Mais Positivo*

Quanto mais positivo for o ambiente de sua casa e mais seu filho sentir isso, mais efetivamente você conduzirá o comportamento e o desenvolvimento pessoal de seu filho. Este capítulo focaliza estratégias de *parenting* (a ação de ser pais) positivas que aumentam as chances de sucesso de seu filho de temperamento forte. Começaremos examinando *parenting* de uma perspectiva histórica.

## O Que Podemos Aprender com as Gerações Passadas?

Antes da Revolução Industrial, a vida familiar nos EUA era muito diferente e, em muitos sentidos, mais positiva do que é hoje. Embora a vida fosse difícil, era estruturada frequentemente pela necessidade e envolvia muita interação entre pais e filhos. Famílias mais jovens viviam em áreas rurais perto de avós e outros parentes. Os membros da família costumavam dar forte apoio uns aos outros, e muitos trabalhavam juntos na fazenda ou em algum tipo de empreendimento familiar. As crianças pequenas passavam horas durante o dia interagindo com os pais e parentes, e geralmente tinham papéis claramente definidos e estabelecidos dentro da família. Esperava-se que elas trabalhassem e dessem contribuições mais significativas à família. Desde pequenas ajudavam na limpeza, na cozinha e em atividades gerais de casa. Quando cresciam, ajudavam nos campos ou em algum tipo de atividade fora de casa. As férias de verão de dois a três meses que as crianças têm na escola hoje também existiam, mas serviam para que elas pudessem ajudar os pais na fazenda, durante a colheita. Essas atividades envolviam muita interação com os pais e, trabalhando lado a lado com eles, as crianças aprendiam não só habilidades que precisariam usar quando crescessem, mas também adquiriam uma noção de responsabilidade. Ter um papel significativo dentro da família ajudava as crianças a desenvolver uma noção de pertinência, autoconfiança e autodisciplina.

Depois de trabalhar o dia todo juntas, as famílias costumavam passar as noites interagindo de outras formas. Usavam frequentemente esse período para fazer trabalhos manuais, contar histórias e descansar. Em outras palavras, as atividades centradas na família eram frequentemente o foco do período de descanso. A família prezava os rituais e as tradições, e passava-os de uma geração a outra. Os parentes mais velhos passavam muito tempo contanto histórias sobre a família, o que ajudava a dar uma noção de fidelidade à família.

Na maioria dos casos, as comunidades eram muito próximas e seus membros apoiavam-se uns aos outros, se transformando em uma grande família. Nessas comunidades, as crianças costumavam desenvolver uma forte noção de segurança, que é a base necessária para o desenvolvimento da auto-estima positiva. A importância do apoio da comunidade na criação dos filhos há muito tem sido reconhecida e pode ser ouvida no provérbio africano: "É necessária uma vila inteira para criar uma criança.".

Em resumo, pais e filhos antigamente passavam muito tempo interagindo, as crianças tinham papéis importantes dentro da família e as famílias eram muito unidas e ligadas a seu passado e à sua comunidade. Por meio dessas interações positivas e experiências de vida, as crianças aprendiam as habilidades de vida e desenvolviam a integridade necessária para o seu futuro.

## Lares Positivos na Sociedade de Hoje

Nossa sociedade tem testemunhado mudanças incríveis nos últimos cinquenta anos, muitas delas boas. Entretanto várias mudanças têm tido um impacto negativo em famílias e crianças. O estilo de vida que inclui trabalhar longas horas fora de casa, a transferência para longe dos parentes, o isolamento da família dentro de comunidades, índices de divórcio aumentados, abuso de drogas e o papel proeminente da televisão em nossas vidas, tem dificultado a interação de pais e filhos e a preparação para o novo mundo que elas irão enfrentar. Tais mudanças em nossa sociedade tornam difícil para as crianças aprenderem com as interações entre pais e filhos e assumirem papéis significativos dentro da família, o que levaria a atributos positivos como respeito, responsabilidade, autodisciplina, valores, bom julgamento, perseverança e autoconfiança. Como resultado, você deve planejar e trabalhar muito para oferecer a seu filho de temperamento forte os tipos de interações e experiências de vida que o ajudarão a absorver muitos dos atributos positivos que antes eram ensinados naturalmente.

É fundamental que seu filho de temperamento forte considere a família e o lar seguros, ternos e agradáveis. Para ajudar seu filho a desenvolver um caráter positivo e a aprender habilidades importantes de vida, você deve interagir com ele frequente e positivamente. Infelizmente, com todas as pressões da sociedade de hoje, os pais costumam ter muita dificuldade em encontrar tempo para passar com os filhos. Mesmo quando encontramos tempo, costumamos ter dificuldade para deixar de lado nossas próprias preocupações e interesses, de modo que os momentos que passamos com os filhos possam ser realmente positivos. Muitos de nós levam serviço para casa. E mesmo que não levássemos, estaríamos tão preocupados com problemas no trabalho ou outras questões em nossas vidas que não relaxaríamos nem aproveitaríamos plenamente estar com nossa família. Quando isso ocorre, seu filho é prejudicado. Se isto é um problema para você, será preciso desenvolver estratégias para gerenciar questões estressantes em sua vida (veja o Capítulo 14) para que possa passar mais tempo interagindo com seus filhos positivamente.

Embora nenhum lar possa se livrar de estresse, você deve procurar não deixar seu estresse "poluir" sua casa. Essa poluição pode assumir várias formas, inclusive conflitos frequentes, impaciência, raiva, isolamento, mau humor, uso excessivo de álcool ou abuso de drogas. As crianças precisam de um lar positivo e agradável. Seu filho precisa sentir que você está no controle e é capaz de lidar com os problemas da vida. Quando você lida bem com as frustrações em seu trabalho e na vida familiar, está ensinando a seu filho, pelo exemplo, habilidades valiosas de vida. Ele logo enfrentará preocupações e interesses cada vez maiores, e terá aprendido com você como lidar com situações estressantes — quer suas próprias habilidades sejam boas ou não.

Ao contrário de pais das gerações anteriores, que tinham muito tempo e oportunidades para ensinar os filhos pelo exemplo, você deve aprender a ensinar as mesmas habilidades da vida e a formar o mesmo caráter em seu filho com menos tempo e menos oportunidades naturais. É extremamente importante que você encontre tempo e desenvolva oportunidades, porque, lamentavelmente, a sociedade em que seu filho está crescendo está repleta de violência e incerteza. Em um dia normal nos Estados Unidos, por exemplo, aproximadamente 10 filhos morrem por ferimentos com armas de fogo, 4.342 são presos (186 por crimes violentos), 2.911 saem da escola, 17.297 são suspensos da escola, 2.474 sofrem abuso ou negligência, 3.300 fogem de casa e 7.700 adolescentes se tornam sexualmente ativos. Dada essa situação aflitiva, é fácil ver por que você deve ensinar a seu filho habilidades para viver em uma sociedade que pode ser violenta e assustadora.

Qual é a melhor forma de interagir com seu filho para ensinar habilidades importantes de vida e a desenvolver um caráter forte? Como todo mundo, as crianças de temperamento forte odeiam ouvir sermões. Então, diga-lhe apenas o que ela precisa saber ou o que não dará certo. A maneira mais efetiva de ensinar seu filho de temperamento forte é desenvolvendo um relacionamento intenso com ele e então ajudá-lo a aprender pela experiência e pelo exemplo. O primeiro passo nesse processo de aprendizagem não pode ser enfatizado demais; desenvolva um relacionamento forte e positivo com seu filho se você quer ter o respeito dele. Infelizmente, as crianças não nascem com respeito pelos pais; este tem de ser conquistado. Se você tem o respeito de seu filho e valoriza o relacionamento dele com você, ele desejará aprender com o seu exemplo.

## Divertindo-se com Seu Filho

Você pode fortalecer seu relacionamento com seu filho de temperamento forte se divertindo com ele. É importante encontrar atividades que ambos aproveitem. Lembre-se, você também deve aproveitar as atividades! Se não, elas se tornarão um dever, e não um meio para desenvolver ainda mais o relacionamento positivo entre vocês.

Essas atividades devem ser interativas. Em outras palavras, as atividades devem ser coisas que você e seu filho fazem juntos. Alguns exemplos de atividades interativas são apresentados na Tabela 12-1.

O objetivo desses momentos não é apenas se divertir com seu filho, mas fortalecer o relacionamento. Isso ocorrerá se você pensar que a *diversão* tem três objetivos: amizade, compreensão e afeto.

Neste contexto, a *amizade* significa que ambos gostam de estar um com o outro e de passar um tempo juntos. Também significa transmitir uma noção de interesse e atenção. Pela amizade aprendemos mais como fazer acordos e partilhar, e desenvolvemos uma noção de aceitação e de bem-estar. Os amigos também se sentem mais à vontade em revelar e fazer perguntas importantes um ao outro.

Ser amigo de seu filho o leva a se tornar um "pai acessível a responder a perguntas". Uma mãe *acessível a perguntas* não retira o amor ou o apoio se o que ela ouve é decepcionante ou não chega a ser um comportamento adequado. Uma criança se sente à vontade fazendo qualquer tipo de questionamento a seu pai sem medo de ridículo ou rejeição. Pais acessíveis a perguntas ajudam o filho a resolver problemas examinando as alternativas com ele. Esse relacionamento é necessário se você quer que seu filho aprenda com você, e não com os ou-

**Exemplos de Atividades Interativas** — **TABELA 12-1**

| | |
|---|---|
| Colecionar pedras | Andar por bosques |
| Trabalho com madeira | Cozinhar |
| Colecionar figurinhas | Ir a um parque especial |
| Artesanato | Cuidar do jardim e cultivar vegetais |
| Montar quebra-cabeças | Participar de esportes |
| Ir a eventos esportivos | Fazer caminhadas |
| Andar de bicicleta/patinete | Construir modelos |
| Brincar com jogos de mesa | Participar de gincanas |
| Cantar ou ler juntos | Acampar |
| Pescar | Ir à biblioteca |
| Fazer piqueniques | Aprender truques de mágica |
| Brincar com jogos de palavras | Fazer exercícios físicos |
| Trabalhar em projetos de arte | Fazer um boneco (de areia, neve) |
| Fazer e empinar pipas | Andar de skate |
| Andar de trenó | Brincar de faz-de-conta |
| Fazer brinquedos | Colecionar moedas |
| Aprender a linguagem dos sinais | Manter um diário da família |
| Colecionar selos | Fazer livros (de arte, de histórias) |
| Brincar com fantoches | Ler livros juntos |
| Ouvir fitas de histórias | |
| Brincar na areia | |

tros. Além disso, desenvolver uma forte amizade com a criança não significa perder a autoridade. Em vez disso, você está em condição de orientá-la para decisões seguras.

O segundo objetivo de se divertir com seu filho é desenvolver um *entendimento* melhor entre os dois. Por meio de atividades interativas e divertidas, vocês podem aprender a colaborar, a entender os pontos fortes e as semelhanças de cada um, e a desenvolver respeito um pelo outro. Você pode usar as atividades de lazer para apreciar os pontos fortes de seu filho. Então, deve deixar claro a ele que você conhece os pontos fortes dele, e tente tirar proveito dessas forças. Discutiremos isto mais adiante, no Capítulo 15.

O terceiro objetivo é *zelar* pelo desenvolvimento de seu

filho. Isto inclui oferecer muito encorajamento e afeição. Você também ajuda a desenvolver habilidades efetivas de comunicação, habilidades sociais, responsabilidade, valores, bom julgamento, perseverança, autodisciplina e autoconfiança. Mas, lembre-se, para ensinar bem esses atributos, você deve usar experiências e exemplos, e não sermões. Este é um dos aspectos mais desafiadores para um pai ser efetivo; requer muito tempo e criatividade.

Divertir-se enquanto se promove a amizade, o entendimento, cuidados e proteção é bom para seu filho. Como resultado, você se torna um modelo forte para ele. Esta é uma grande responsabilidade. Sua importância como modelo perfeito é fundamental durante os primeiros anos de seu filho de temperamento forte. À medida que ele se aproxima do final da infância e inicia a adolescência, seu exemplo será desafiado pelo grupo de companheiros dele e por outros. Você só pode esperar que o respeito que conquistou e o exemplo que deu serão suficientemente fortes para competir com outros modelos. A importância de tentar transmitir uma noção de moral, responsabilidade, generosidade, solidariedade e tolerância durante os anos escolares de seu filho não pode ser enfatizada demais.

O verso a seguir, que pode ser lido na entrada do Louisiana Children's Museum, em New Orleans (EUA), expressa a importância de ensinar a seu filho por meio da brincadeira:

*Tentei ensinar*
*meu filho com livros.*
*Ele me olhou*
*sem entender.*
*Tentei ensinar*
*meu filho com palavras.*
*Elas passaram por ele*
*sem serem ouvidas.*
*Em desespero*
*virei-me*
*"Como vou ensinar*
*esta criança?", gritei.*

*Em minha mão*
*ele colocou a chave.*
*"Vem", disse ele,*
*"brinca comigo.".*
*— Autor desconhecido*

## Aproveitando ao Máximo as Tarefas Domésticas

Tire vantagem de várias atividades diárias que lhe oferecem a chance de ensinar e interagir com seu filho. Embora as atividades de lazer sejam importantes, muito trabalho precisa ser feito na casa. Deixe seu filho ajudar nessas tarefas o máximo possível. Mesmo crianças bem pequenas podem ajudar a varrer o chão, passar aspirador ou pôr a mesa para o jantar. Embora você mesma possa fazer essas tarefas mais rapidamente e isto seja mais prático, elas oferecem uma oportunidade fantástica para ensinar. Fazer este trabalho (mesmo que você tenha de refazer o trabalho mais tarde) dá a seu filho uma noção de contribuir para a família e o ajudará a se tornar mais responsável e autoconfiante.

Para manter o interesse de seu filho de temperamento forte nas tarefas domésticas, você precisa oferecer incentivo e elogio frequentes. Se ele está lhe ajudando em uma tarefa que exige vários passos, explique exatamente o que você está fazendo. Por exemplo, quando é preciso trocar uma lâmpada, primeiro diga a seu filho que você precisa de ajuda. Isto formará uma noção de valor dentro da família. À medida que você passa pelas etapas, fale sobre elas. Isso ensinará a seu filho não só como fazer uma tarefa específica, mas também como resolver problemas. Você pode dizer: "Vamos tirar a lâmpada velha da luminária. É só desenroscar assim. Você quer ajudar a tirá-la? Agora, precisamos ver que tipo de lâmpada é. Veja, bem aqui diz 40 watts. Vamos até a cozinha pegar uma lâmpada nova. Está vendo esta caixa? Diz '40 watts'. É dessa que precisamos. Que tal você levar a lâmpada nova para mim? Vamos colocá-la aqui e então você vai enroscá-la até que esteja justa e funcione. Ajuste a lâmpada enroscando-a assim.".

Embora essa conduta seja um pouco demorada, vale a pena. Em parte se parece com as gerações anteriores ensinando os filhos a se sentirem valorizados em sua família. Se fazemos sempre as tarefas domésticas sozinhos, enquanto nossos filhos assistem à tevê ou jogam videogames, como podemos esperar que eles desenvolvam uma noção de responsabilidade e de que sua contribuição para a família é importante?

## Expressando "Eu te Amo"

Quase todos nós passamos tempo suficiente expressando nosso amor aos filhos (ou aos maridos). Embora dizer "Eu te amo" seja importante, há muitas outras maneiras efetivas de expressar seu amor. Aqui estão apenas algumas ideias:

- Deixe pequenos bilhetes ou cartões em lugares da casa que seu filho possa encontrá-los (na cama dele, no espelho do banheiro, no bolso do casaco, na lancheira dele).
- Dê a seu filho muito afeto físico. Abraços podem fazer uma criança se sentir realmente amada.
- Deixe seu filho escutar uma conversa sua com alguém sobre como você o adora. Isto pode ser muito mais poderoso que dizer diretamente a ele.
- Comece um álbum de recordações para seu filho. Isto deixa claro que ele é importante para você e que ele é amado. Coloque fotos selecionadas, trabalhos de artes e outras informações sobre seu filho no álbum; e deixe-o guardá-lo no quarto dele.
- Dê a seu filho uma fotografia da família em um porta-retrato, para ele colocar no quarto.
- Mostre o trabalho de artes de seu filho. Não o deixe encontrar essas obras-primas no lixo.
- Lembre que as ações falam mais alto que as palavras.

Seja criativo! Faça uma lista das maneiras que serão especialmente significativas para *seu* filho. Toda criança é diferente, e a elaboração de uma lista pessoal de "Eu te amo" o ajudará a se tornar mais sensível à individualidade dele.

## Estrutura e Rotinas

Um lar positivo tem estrutura e rotinas. Embora o excesso de esquemas estruturados e ter rotinas muito rígidas possam ser opressivos, seu uso moderado pode contribuir para o bom funcionamento familiar. As crianças, principalmente as de temperamento forte, precisam de esquemas estruturados. As regras de família devem ser claras e específicas (por exemplo: Ande — não corra — na casa). Os pais devem ter cuidado para não fazer uma lista extremamente longa de Regras da Casa para seu filho pequeno, mas apenas uma lista das regras mais importantes.

As crianças também criam hábitos. Uma rotina diária consistente ajudará seu filho de temperamento forte a estabelecer um comportamento mais adequado. Ele deve ir para a cama aproximadamente no mesmo horário toda noite e se levantar aproximadamente no mesmo horário de manhã. Sua rotina de ir se deitar deve ser a mesma todas as noites, e deve envolver várias atividades relaxantes — como banho, história, oração. A rotina de se vestir de manhã e a das refeições devem ser as mais consistentes possíveis. Estabelecer esquemas estruturados e rotinas claras em sua casa pode ajudar a diminuir a quantidade de tempo que você gasta resmungando e dando ordens a seu filho.

## Tradições e Rituais da Família

Os lares parecem especiais e mais positivos quando a família tem tradições e rituais. Hoje em dia muitas famílias não mantêm mais as tradições e rituais familiares das gerações passadas. Isso é lamentável, porque as crianças costumam adorá-los e estes podem dar a elas uma forte noção de família e de suas raízes. As tradições e rituais ajudam a definir as particularidades de uma família e ajudam as crianças a ver sua família como especial. Exemplos de tradições podem incluir um modo especial de a família comemorar uma data, como fazer um piquenique em datas cívicas, fazer festas em comemoração a datas religiosas todos os anos, ou cantar músicas festivas toda véspera de Natal. Você também pode criar tradições para sua família. Por exemplo, pequenas comemorações a cada seis meses que seu filho completa; quando um filho completa sete anos, recebe privilégios especiais naquele dia.

Também recomendamos a comemoração de um feriado. Isso pode ser combinado com o aprendizado sobre o país de origem de sua família, uma atividade agradável, ao mesmo tempo em que você lhe ensina sobre a herança familiar. As tradições de feriados podem se tornar especiais pelas comidas, decorações e atividades do dia. As crianças frequentemente se lembrarão de coisas como fazer a refeição à luz de velas ou participar de um jogo especial, principalmente quando essas atividades ocorrem somente naquele feriado.

Planeje também rituais mais frequentes na família. A cada noite, durante o jantar, cada pessoa pode dizer à família sobre algo que fez naquele dia. Você pode estabelecer certo dia da semana (por exemplo, domingo à tarde) para os familiares fazem algo juntos. Essas tradições e rituais simples podem se tornar um momento rico em interações positivas.

Se você quer desenvolver qualquer uma dessas situações para sua família, lembre-se de que devem ser positivas e interessantes tanto para os adultos como para as crianças. O que você quer fazer é criar atividades de que seus filhos se lembrarão e estimarão quando forem adultos. O que se espera é que seus filhos façam essas atividades com seus netos, de modo que as tradições e rituais da família sejam passadas a gerações futuras.

## Relacionamento Mãe-Pai

O relacionamento entre pai e mãe tem um impacto profundo sobre uma criança. As pesquisas têm mostrado que problemas como conflitos frequentes e intensos entre os pais prejudicam os filhos. Apresentamos maneiras de lidar com conflitos no Capítulo 3. Leia-as novamente e tente segui-las. Entretanto, é importante cultivar seu relacionamento com o companheiro e reduzir o conflito.

Para fazer isso, você deve ser um amigo não só de seu filho mas também de seu parceiro, e isso significa ter alguém que o apoia, que você pode se abrir, contar, se divertir e partilhar a vida. Infelizmente, com o tempo, as pressões da vida interferem nessa amizade, e esta passa a ser secundária.

Como em seu relacionamento com seu filho, uma das maneiras mais efetivas de reanimar ou melhorar o relacionamento com seu companheiro é se divertirem mais juntos. Divertir-se é um fator fundamental do período de namoro, mas depois do casamento e dos filhos muitos casais passam cada vez menos tempo se divertindo. E essa é uma prática muito importante. De fato, tem-se verificado que a quantidade de lazer que o marido e a mulher têm juntos tem sido o fator mais forte para a felicidade conjugal.

Como o casal se diverte mais? A primeira coisa a fazer é dispor de tempo para atividades de lazer. Planejem encontros, mas não usem esses momentos para discutir ou resolver problemas. Tentem relaxar e se divertir juntos. Fazer listas de coisas divertidas que vocês querem fazer juntos ajuda muito, de modo que quando chega a hora de vocês estarem sozinhos, vocês terão inúmeras atividades para escolher. A lista deve incluir atividades que são agradáveis *para os dois*. Portanto, vocês devem preparar a lista juntos, e devem ser sinceros quanto ao que seja diversão. Recomendamos que ambos façam um *brainstorm,* ou seja, diga todas que quiser e depois selecione-as. Cheguem a algumas atividades práticas de lazer (por exemplo, sair para jantar, dar uma volta à noite, olhar álbuns de fotos antigas) *e* algumas atividades exóticas (alugar uma cabana nas montanhas, ir a uma praia tropical). Vocês nunca sabem — mas devem realmente tentar uma atividade exótica, uma vez que começaram a pensar nela!

Se os dois se divertem juntos, isto ficará óbvio para seu filho. Isto é muito importante. Ele identificará a vida familiar como alegre e divertida, e suas imagens de relacionamentos conjugais serão positivas.

## Qual a Importância dos Pais?

Seja certo ou errado, as mães em nossa sociedade costumam assumir uma grande responsabilidade pela criação dos filhos. Essa ênfase do papel materno e a diminuição de famílias com pai e mãe levaram muitos profissionais a questionar a importância do papel do pai no desenvolvimento dos filhos. Quase todas as pesquisas sobre *parenting* foram centradas nas mães. Felizmente, essa falha foi reconhecida e os pesquisadores agora estão ressaltando mais as contribuições potenciais de pais para o desenvolvimento dos filhos.

Com estas pesquisas emergentes, descobrimos que os pais têm um impacto significativo no desenvolvimento de seus filhos. Não é de surpreender que sua influência possa ser positiva ou negativa. Em algumas áreas, os pais podem ter um impacto ainda maior que as mães. Por exemplo, em um estudo de pesquisa, um dos autores (R.F.) descobriu que o nível de aceitação que um pai expressava de seu filho era significativo para o desempenho da criança na escola, enquanto o nível de aceitação da mãe não tinha um impacto tão grande. (Isto não significa que o nível de aceitação da mãe não seja importante para um filho. Talvez o nível de aceitação de cada membro do casal esteja relacionado a áreas diferentes do ajuste de uma criança.)

Visto que os estilos de criação tanto do pai quanto da mãe afetam os filhos, o casal, esteja casado ou divorciado, deve estar ativamente envolvido e lutar para ser uma influência positiva na vida dos filhos. Os pais não podem evitar o envolvimento ativo na educação de seus filhos pequenos, dizendo que esta é tarefa da mãe ou que sua contribuição não importa. Os pais *fazem* diferença!

## Rede da Comunidade

Às vezes parece que quanto mais próximos vivemos de nossos vizinhos, menos familiarizados estamos com eles. As famílias de gerações passadas tendiam a apoiar e a estar emocionalmente próximas de outras famílias em sua comunidade rural, mas em cidades modernas as famílias mal conhecem um ou dois vizinhos. Isto é significativo. As pesquisas têm mostrado que à medida que as famílias ficam mais isoladas, os problemas tendem a aumentar, ao contrário das famílias que têm amplo contato com outras, que tendem a se apoiar mutuamente e a oferecer ajuda nos problemas. Este apoio pode vir de várias formas. As famílias podem partilhar informações sobre a criação dos filhos, oferecer apoio emocional ou simplesmente se divertir juntas.

Se você se sente um pouco isolado dentro de sua comunidade, tome a iniciativa de formar uma rede e entre em contato com outras famílias jovens. Muitos pais têm descoberto que formar um grupo para seus filhos pequenos brincarem é um meio excelente de apoio. Esses grupos costumam envolver quatro a cinco famílias com bebês e crianças em fase escolar. Pais e filhos se reúnem durante algumas horas toda semana. Isto oferece uma oportunidade regular para os pais darem e receberem apoio e para os filhos brincarem juntos e fazerem amizades. Se você participar de um grupo de brincadeira ou de alguma outra atividade, é importante que você se ligue de alguma forma a outros pais em sua comunidade.

Como pai, você desempenha um papel fundamental para estabelecer as bases para seu filho aprender o comportamento e valores adequados e desenvolver características como responsabilidade, autoconfiança, bom julgamento e perseverança. Para ajudar seu filho a desenvolver essas características positivas, você deve criar um clima positivo em sua casa. Envolva-se com seu filho, se divirta com ele, expresse seu amor, fortaleça relações dentro de sua família, e ensine seu filho pelo exemplo. À medida que esses esforços o ajudam a criar uma atmosfera positiva em sua casa, suas estratégias disciplinares para problemas de comportamento se tornarão mais efetivas e mais fáceis de implementar. Talvez o melhor de tudo seja que você precisará usar a punição com menos frequência.

# 13

# Aprimorando Suas Habilidades de Comunicação

As famílias que se comunicam efetivamente tendem a ter menos problemas, mais probabilidade de resolver problemas com sucesso e gostam de estar uns com os outros mais do que as famílias que não têm esse costume. As habilidades de comunicação são um aspecto vital do bom funcionamento da família. Felizmente, muitas famílias demonstram padrões efetivos de comunicação. Entretanto, mesmo nessas famílias, é menos provável que padrões efetivos estejam presentes quando são mais necessários — nos momentos de estresse, que podem resultar de várias fontes, inclusive problemas de saúde, financeiros, emocionais, dificuldades no trabalho ou na educação de um filho de temperamento forte.

As exigências impostas a uma família com uma criança de temperamento forte podem ser muito estressantes e levar ao desenvolvimento e à intensificação de fracos padrões de comunicação dentro da família. Com o tempo, isso pode abalar seriamente o funcionamento da família, formando um círculo vicioso em que a angústia leva à falta de comunicação, esta leva a maior angústia, que por sua vez leva a uma comunicação ainda mais precária e assim por diante. Como consequência, aumentam os conflitos e se agravam os problemas familiares.

Ter um filho de temperamento forte afeta a comunicação entre todos os membros da família, mas pode ser mais prejudicial para a comunicação entre os pais (sejam casados ou divorciados). O casal frequentemente acaba discutindo sobre disciplina em casa, problemas na creche ou na escola e a quem culpar pelo comportamento do filho. Com o tempo, os problemas e a angústia que surgem de se ter um filho com um temperamento forte influenciam a comunicação entre os pais quanto a questões não-relacionadas a ele. Em situações extremas, esse círculo vicioso de comunicação fraca e angústia pode acabar causando a ruptura de relações familiares, como ilustrado no quadro "A Criança de Temperamento Forte e o Círculo Vicioso de Comunicação Inefetiva entre os Pais". Para evitar ou pelo menos minimizar crises familiares, os pais devem trabalhar para aprimorar suas habilidades de comunicação.

O estresse de tentar atender às necessidades de uma criança com temperamento forte pode acabar causando rupturas de comunicação entre os pais e outros que cuidam da criança ou interagem com ela, incluindo parentes, funcionários de creche e professores. Portanto, mesmo em famílias monoparentais, onde o pai que não assume a guarda tem envolvimento mínimo ou nenhuma participação na criação da criança, o pai que está com a guarda pode se beneficiar, tentando melhorar suas habilidades de comunicação.

## Problemas de Comunicação e Soluções

Neste capítulo, apresentamos alguns problemas comuns de comunicação e sugerimos algumas soluções. Mudar estilos de comunicação pode ser muito difícil, por isso exigirá muito esforço. É difícil romper com velhos hábitos! Recomendamos identificar apenas um ou dois problemas de comunicação para trabalhar por vez. Diga a seu parceiro ou a outra pessoa importante para você quais as habilidades em que vai trabalhar. Peça a seu companheiro para lhe mostrar (com muita delicadeza!) quando você erra e para lhe dar um *feedback* positivo quando melhora. Esse processo costuma funcionar melhor quando o parceiro também está tentando melhorar a comunicação, porque os dois podem se apoiar. Uma atmosfera de apoio é essencial para mudar efeti-

### A Criança de Temperamento Forte e o Círculo Vicioso de Comunicação Inefetiva entre os Pais

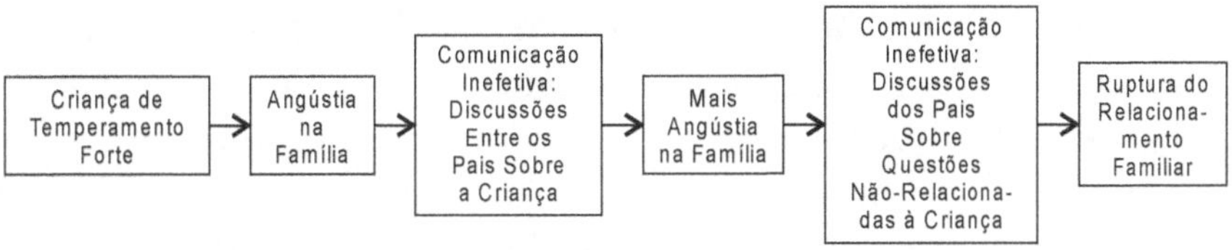


vamente os padrões de comunicação, enquanto se houver só críticas e acusações seus esforços fracassarão.

## *Problema 1: Desatenção*

A maioria das pessoas concordaria que você não pode ter uma conversa significativa se o outro não está prestando atenção ao que está sendo falado. Embora todos nós reconheçamos a importância de prestar atenção ao que está sendo dito, a desatenção é o problema mais comum de comunicação. Pode resultar de vários fatores internos e externos. Os externos incluem distrações como interrupções de crianças, o telefone que toca ou uma televisão em alto volume. Os fatores internos que nos impedem de prestar atenção incluem fadiga, raiva, ansiedade, pensamentos sobre algo que nos está pressionando (como estar atrasado para um compromisso), ou indiferença ao que a outra pessoa tem a dizer.

A desatenção é fácil de ser reconhecida se você observa a conversa, notando especificamente a linguagem corporal. As pessoas que não estão realmente ouvindo ficam frequentemente desviando o olhar da pessoa que está falando ou fazem expressões faciais negativas como desprezo, um sorriso forçado, olhares de raiva ou de descontentamento. A desatenção também fica óbvia pelo conteúdo verbal da conversa. Conversas marcadas pela desatenção costumam envolver interrupções frequentes para questionar, argumentar ou criticar. É difícil sentir que alguém está ouvindo você quando o outro interrompe repetidamente!

## *Solução: Seja um Ouvinte Efetivo*

Ser um ouvinte realmente bom é difícil. Pode exigir muito esforço e prática! Mas a compensação por se tornar um bom ouvinte vale o esforço. A maioria das pessoas pode aceitar opiniões divergentes e discordâncias contanto que elas sintam que seu ponto de vista foi ouvido e entendido. Uma vez que saber ouvir é considerada a parte da comunicação mais importante, estaremos dedicando mais atenção a essa habilidade. Para ser um ouvinte efetivo, você deve desenvolver um estilo de ouvir que incorpore as seguintes práticas:

- Elimine distrações.
- Procure entender o que ouve.
- Reflita e resuma o que ouve.
- Esclareça para atingir o entendimento total.
- Use a linguagem corporal receptiva.

Quando você *elimina distrações*, mostra à pessoa que está falando que está interessado no que ela está dizendo. Então, desligue a televisão (ou pelo menos abaixe o volume), dobre o jornal e elimine outras distrações. Se você não puder eliminá-las imediatamente, mostre que quer realmente ouvir o que seu parceiro tem a dizer. Sugira outro momento (quando as crianças estão brincando fora de casa), quando você poderá discutir a questão sem interrupções.

*Procure entender o que ouve*. Quando as pessoas estão discutindo uma questão, às vezes elas já têm suas opiniões formadas e, provavelmente, não ouvem realmente a outra pessoa, o que pode ser muito frustrante. Se esse tipo de padrão de comunicação ocorre frequentemente, isso pode ser devastador para um relacionamento. Então, faça um esforço para ouvir realmente, a fim de entender o que seu parceiro está dizendo, ouça o conteúdo. Tente separar *o que* está sendo dito de *como* é dito, e faça um esforço para entender a questão da perspectiva de seu parceiro. Evidentemente, você tem o direito de discordar, mas expresse suas opiniões depois que seu parceiro expressou as dele. Lembre-se, é muito provável que as pessoas respeitem sua discordância se elas sentirem que você deu a elas a atenção que esperavam.

Como você pode deixar claro para seu parceiro que você ouviu realmente e tentou entender o que ele está dizendo? Uma maneira útil de fazer isto é *refletir e resumir*. Faça comentários durante a conversa que indiquem que você está realmente prestando atenção ao que está sendo dito. O pai, na conversa a seguir, usa a reflexão efetivamente:

*Mãe: Estou me sentindo esgotada. O comportamento de Jonathan está me deixando louca. Ele tenta constantemente chamar minha atenção, e não pára de resmungar. É "Mamãe, faça isto." e "Mamãe, faça aquilo." o dia todo. Sinto que passo o dia todo por conta dele.*

*Pai: Deve ser tão frustrante ter de lidar com ele o dia todo sem parar.*

Resumir envolve dizer de uma forma imparcial o que a outra pessoa está falando, de um modo geral. É extremamente útil em discussões sobre questões complexas ou depois de uma discussão demorada. Vejamos um exemplo:

*Pai: A professora de Jonathan ligou para o meu trabalho hoje dizendo que ele está arrumando muito problema na escola. Ela disse que tudo começa quando ele começa a brincar com Matthew. Quando Matthew não faz o que ele quer, Jonathan começa a xingá-lo, empurra o garoto e bate nele. Na hora do lanche ele tenta frequentemente tomar o lanche de Matthew. No recreio, ele empurra Mathew pelo playground. O que me preocupa realmente é que ela disse que a escola não pode tolerar comportamento agressivo. Não sei o que faremos se eles não o aceitarem mais.*

*Mãe: Bom, parece que o principal problema é entre Jonathan e Matthew, visto que a professora não disse nada sobre outras crianças. Precisamos pensar no que fazer para tratar desse problema.*

A mãe de Jonathan resumiu muito bem o diálogo longo e provavelmente emotivo de seu marido sobre um assunto complicado. A fala dela assegurou ao marido de que ela estava ouvindo. Além disso, ela conseguiu propor um plano inicial de ação para o problema.

Quando você *esclarece*, ou faz perguntas pertinentes sobre o que a outra pessoa está dizendo, você aumenta sua compreensão da perspectiva dela, e indica que você está ouvindo. Ao esclarecer, você expressa interesse em tentar entender plenamente o que a outra pessoa está dizendo. Embora a maioria faça perguntas para esclarecer nosso emprego e outras atividades, é muito menos provável que façam isto com nossos relacionamentos pessoais, principalmente quando as conversas envolvem assuntos familiares estressantes. Entretanto, a discussão desse tipo de assunto talvez seja o momento mais importante para esclarecer questões.

Sua *linguagem corporal* pode dizer muito sobre o quanto você está interessado no que a outra pessoa está dizendo. Você comunica claramente sua falta de interesse no que está sendo dito quando não olha para a pessoa que está falando. Quando você desvia o olhar, continua a ler o jornal ou assiste à televisão, está enviando uma mensagem forte: o que seu parceiro está dizendo não é importante. Você também expressa falta de interesse quando imita ou faz caretas para o seu parceiro quando ele está falando. Ao expressar desinteresse e desrespeito dessa forma, é mais do que provável que a conversa vire conflito ou simplesmente termine. Algumas maneiras de expressar interesse pela linguagem corporal incluem olhar para a pessoa, ficar com o rosto voltado para seu companheiro, projetar uma expressão facial de interesse, acenar ocasionalmente para demonstrar que você concorda com certas coisas que estão sendo ditas, e evitar expressões faciais negativas (ou outros gestos negativos). A mensagem não-verbal que deve transmitir é "Respeito você o suficiente para ouvir e tentar entender sua perspectiva.".

## *Problema 2: Monopolizando a Conversa*

É difícil ter um diálogo de verdade quando uma pessoa monopoliza a conversa e não nos deixa falar. É bom ter uma pessoa falante em certas conversas sociais, mas esse comportamento é um problema quando duas pessoas estão discutindo uma questão de importância para ambas. Se você monopoliza a conversa e só está interessado em ganhar o apoio de suas próprias opiniões e visões, seu parceiro provavelmente começará a se sentir ressentido e ficará frustrado. Nesse ponto, o companheiro provavelmente ficará irritado e a comunicação se romperá.

## *Solução: Solicite* Feedback *e Espere Sua Vez de Falar*

Os indivíduos que monopolizam conversas tendem a ser mais extrovertidos e falantes. Se você é assim, pode precisar tomar providências para envolver mais os outros, principalmente quando está conversando com alguém que tende a ser quieto e introvertido e que pode estar relutante em interrompê-lo para expressar suas visões e opiniões.

Ao discutir uma questão com seu parceiro, faça um esforço para solicitar suas opiniões e visões, mas evite perguntas que incentivem respostas simples como "sim" ou "não". Por exemplo, dizer "Você concorda comigo, não concorda?" incentiva a pessoa a simplesmente dizer "sim". Esse tipo de pergunta é chamado de *pergunta fechada.* Em vez disso, tente fazer perguntas que promovam o diálogo, que quase sempre começam com as palavras *como, quando, o que* ou *por quê.* Essas perguntas costumam ser chamadas de *perguntas abertas,* e incentivam a outra pessoa a expressar suas visões ou opiniões. Por exemplo, a pergunta "O que aconteceu no trabalho hoje?" promoverá mais conversa que simplesmente um "sim" ou "não", que com certeza você receberia de uma pergunta fechada como "Você teve um bom dia no trabalho?".

## *Problema 3: Silêncio*

No extremo oposto das pessoas que monopolizam conversas estão aquelas que permanecem quietas. Muitas dessas pessoas tentam evitar conflito ou desaprovação, permanecendo quietas. Não falar evita conflito e desaprovação a curto prazo. Mas se você deixa que sentimentos fiquem guardados dentro de seu coração, provavelmente chegará o dia em que explodirá de raiva. Sem dúvida, isso não melhora a comunicação!

## *Solução: Abrir-se*

Você pode evitar extravasar mágoas guardadas expressando seus sentimentos e opiniões à medida que surgem durante as conversas. Isto é difícil para muitas pessoas. Se você não tem facilidade para falar, terá de planejar antes de realmente fazer isso. Aqui está um plano para aprender a falar em conversas:

- Pense na pior coisa que pode acontecer se você expressar sua opinião. Isso raramente é horrível.
- Pense nas boas coisas que podem acontecer se você expressar sua opinião. Estas incluem a comunicação efetiva e a prevenção de sentimentos guardados.
- Planeje expressar sua opinião em uma conversa com uma determinada pessoa, de preferência alguém que provavelmente lhe dará apoio.
- Faça isto e avalie as consequências. Elas provavelmente não serão tão ruins quanto você pensa.

Se você seguir este plano, acabará não tendo de planejar como se expressar.

## *Problema 4: Fazer Julgamento*

Muitos de nós temos opiniões muito radicais sobre inúmeras questões. Se você é uma dessas pessoas, seu parceiro pode estar relutante em expressar visões diferentes. Ele pode achar que você não está aberto para considerar outras visões e vai julgá-lo negativamente. Nessas situações, ele provavelmente se retirará da conversa e, com o tempo, acabará ressentido com você. Isto não ajuda o relacionamento ou o desenvolvimento da comunicação efetiva entre os dois.

## *Solução: Mostre-se Aberto para Ouvir Outras Visões*

Embora você possa ter opiniões fortes a respeito de certas questões, demonstre disposição para ouvir outras opiniões. Isto não significa que você vai mudar as suas, apenas que está disposto a ouvir pontos de vista opostos. Evite diminuir seu parceiro quando ele expressa uma opinião diferente. Discuta as preocupações que você tem sobre a ideia em vez de atacar seu companheiro como pessoa. Ao ouvir outras perspectivas, tente manter a mente aberta o máximo possível. Em algum momento, seu parceiro pode convencê-lo de que ele tem razão! Nenhum de nós é velho demais para aprender.

## *Problema 5: Remoendo Problemas Antigos Durante Conflitos*

Quando estamos discutindo um conflito, alguns de nós tendemos a trazer conflitos antigos à tona. Por exemplo, você pode se pegar dizendo: "É como quando você...". Quando isso acontece repetidamente, faz seu parceiro se sentir como se nunca tivesse sido perdoado pelas transgressões passadas. Isto pode levar a muitos sentimentos negativos e a uma ruptura na comunicação.

## *Solução: Mantenha-se à Questão Atual*

Ao discutir problemas, tente se concentrar no problema em questão. Evite trazer problemas antigos que não estejam relacionados diretamente ou não são tão importantes no momento. Para que um relacionamento floresça, as pessoas envolvidas devem estar dispostas a perdoar. Todos nós cometemos erros. Esperamos poder aprender com eles sem termos de ser lembrados deles. Tente perdoar e viver o presente, e não o passado!

## Problema 6: Procurar Culpados

Em nossa sociedade, frequentemente nos concentramos em quem podemos colocar a culpa de um problema. Esta preocupação com a culpa ocorre nos níveis nacional, local e familiar. Se o problema é o déficit de orçamento federal ou o comportamento de uma criança, o fato é que a maioria dos problemas sérios resulta de vários fatores. Tentar identificar ou focalizar a quem culpar raramente é produtivo. Acusações geralmente ferem sentimentos, e não levam à solução de um problema.

## Solução: Focalize o Desenvolvimento de Soluções

Em vez de avaliar a culpa por um problema, é muito mais efetivo focalizar as soluções potenciais para o problema. Por exemplo, se Richard, de quatro anos, ouviu palavrões repetidamente, será muito mais produtivo para seus pais se concentrarem no desenvolvimento de uma abordagem integrada para lidar com o problema, em vez de culparem um ao outro pelas ocasiões em que cada um usou palavrões na presença do filho. Em tais casos, certamente é aceitável discutir fatores que possam estar desempenhando um papel, como escutar os outros falando palavrões, contanto que o foco seja identificar soluções, e não fazer acusações. Visto que a maioria dos problemas, inclusive aqueles relacionados ao comportamento de um filho, resulta de muitos fatores, a resposta raramente é simples. Colocar a culpa no outro não resolverá o problema.

## Problema 7: Troca de Reclamações

Quando alguém reclama de algo que você fez, uma reação comum é reclamar de alguma coisa que a pessoa tenha feito. Por exemplo, se você reclama da falta de ajuda de seu marido nas tarefas domésticas, ele pode reclamar de sua falta de afeto. A filosofia por trás da troca de reclamações é que a melhor defesa é o ataque. Ou seja, a maneira de eu me proteger quando sou atacado verbalmente é contra-atacar. Infelizmente, em vez de resolver um problema, a troca de reclamações muitas vezes se agrava, transformando-se em discussão.

## *Solução: Trabalhe na Questão Atual*

É difícil aceitar a reclamação que outra pessoa faz de você ou de seu comportamento sem ficar pelo menos aborrecido. Mesmo assim, tente superar sua reação emocional inicial e resista à tentação de retrucar. Se você puder evitar a armadilha da troca de reclamações e se concentrar na questão que tem em mãos, tem muito mais chance de tratar com sucesso do atual problema. Se você discordar do que seu parceiro está dizendo, discuta a questão tendo em vista a solução do problema. Tente entender a reclamação do ponto de vista dele. Ouça e se pergunte por que ele está dizendo isso. Há alguma verdade nisso? Discuta o que cada um de vocês pode fazer para evitar o mesmo problema no futuro.

## *Problema 8: Ler Pensamentos*

Às vezes, supomos saber o que a outra pessoa está pensando. As suposições são especialmente prováveis entre as pessoas que se conhecem bem. Se você acha que sabe o que seu parceiro está pensando, está trilhando um caminho perigoso. Se você não perguntou, nunca saberá ao certo o que ele está pensando. Quando você diz "Eu sei o que você está pensando." ou "Eu sei que você pensa...", coloca seu parceiro na defensiva. Com o tempo, muito ressentimento pode se acumular se você ler repetidamente os pensamentos dele.

## *Solução: Só Fale por Você*

Durante conversas, principalmente aquelas que envolvem algum nível de conflito, fale somente por você. Deixe seu parceiro expressar suas próprias opiniões. Você também pode querer incentivá-lo a expressar suas opiniões, perguntando o que ele pensa. Evite interrompê-lo quando ele começa a falar. Não presuma saber o que seu parceiro está pensando e vai dizer!

## *Problema 9: Desrespeito e Desconsideração*

Infelizmente, mostramos menos respeito pelas pessoas que amamos do que pelos conhecidos. Quase todos nós geralmente somos educados e respeitamos as pessoas que não conhecemos muito bem. Entretanto, conhecer bem alguém pode fazer você se sentir como se tivesse permissão para ser menos respeitoso. E esse desrespeito inclui frequentemente emitir frases de desprezo, como "Você é preguiçoso.", "Você é tonto." ou mesmo "Você não presta pra nada.".

## *Solução: Seja Educado e Use Mensagens "Eu"*

Se você trata as pessoas que ama com respeito, reduzirá muito a quantidade de conflitos em seus relacionamentos. Faça o máximo de esforço para ser tão educado com aqueles de quem você gosta quanto você é com outras pessoas. Tente se expressar em vez de manifestar seus sentimentos. Quando você vai dizer algo que diminuiria seu parceiro, pense novamente na mensagem e diga de uma maneira menos ameaçadora. Como você pode fazer isto?

É mais efetivo descrever como você se sente quanto a um problema do que fazer acusações, e isso é feito como o uso de *mensagens "Eu"* — ou seja, declarações sobre si mesmo que comecem com *"eu"*. Esse tipo de mensagem comunica seus sentimentos ou necessidades. As *mensagens "Você"*, por outro lado, são sobre a pessoa com quem se está falando. Essas declarações muitas vezes culpam ou criticam a outra pessoa. Vamos examinar um exemplo desses dois tipos de mensagens:

| | |
|---|---|
| Mensagem "Você": | "Você é tão desleixado. Só espalha coisas por todo lugar, e nunca ajuda na limpeza." |
| Mensagem "Eu": | "Eu fico tão frustrada quando a casa está desarrumada. Acho que preciso arrumá-la o tempo todo, mas não tenho tempo para fazer isto sozinha. Eu preciso realmente de ajuda." |

Pense no quanto você estaria mais disposta a ajudar na arrumação depois de ouvir a mensagem "eu" e a mensagem "você"! Embora as mensagens "eu" não solucionem todos os problemas de comunicação, elas podem minimizar conflitos e incentivar padrões mais saudáveis de comunicação.

**TABELA 13-1**

**Revisão de Problemas de Comunicação e Soluções**

| Problema | Solução |
|---|---|
| Desatenção | Ser um ouvinte efetivo |
| Monopolizar a conversa | Solicitar *feedback* e esperar a vez de falar |
| Silêncio | Falar |
| Ser crítico | Expressar abertura para ouvir outras visões |
| Lembrar de problemas antigos durante conflitos | Manter-se à questão atual |
| Focalizar em quem deve ser o culpado | Focalizar o desenvolvimento de soluções a problemas |
| Troca de reclamações | Trabalhar em um problema por vez |
| Ler pensamentos | Falar apenas por si |
| Desrespeitar e desprezar | Ser educado e usar mensagens "eu" |
| Mensagens misturadas | Usar mensagens verbais e não-verbais coerentes |

## Problema 10: Mensagens Mistas

Imagine que seu companheiro diz que está interessado no que você tem a dizer, mas não olha para você quando você está falando. O comportamento dele é incoerente com as palavras. Quando mensagens verbais e não-verbais entram em conflito dessa maneira, que mensagem você recebe? Pode ser difícil interpretar mensagens mistas.

As pesquisas sugerem que as pessoas dão o mesmo peso tanto às mensagens não-verbais quanto às verbais. O psicólogo renomado Albert Mehrabian verificou que apenas 7% do que comunicamos é feito por meio de palavras; 38% é por características vocais não-verbais como tom e volume, e

55% é por movimentos corporais, como expressões faciais. Independentemente das percentagens exatas, a comunicação não-verbal é muito importante.

### *Solução: Usar Mensagens Verbais e Não-Verbais Coerentes*

Para ser entendido corretamente, verifique se suas mensagens verbais e não-verbais são coerentes. Por exemplo, se você está dizendo algo positivo, sua linguagem não-verbal também precisa ser positiva, e inclui expressões faciais (como sorrir e olhar com empatia), a linguagem corporal (como tocar ou se debruçar em direção à pessoa) e tom de voz (caloroso, contente, atencioso ou alegre).

## Colocando as Soluções em Ação

Como mencionamos no início deste capítulo, mudar seus padrões de comunicação muitas vezes é bastante difícil. Como referência prática, a Tabela 13-1 resume os dez problemas de comunicação e soluções que discutimos. Revise-os e decida quais áreas são problemas para você. Procure ter também um *feedback* dos outros. Uma forma de fazer isto é pedir a seu companheiro ou a um amigo para indicar quais das soluções na Tabela 13-1 são seus pontos fortes. Então você pode concluir que as outras áreas são aquelas em que deve se concentrar.

Depois de identificar problemas específicos, você precisa estabelecer uma abordagem estruturada para aprender como usar as soluções. Essa abordagem poderia incluir a prática com um gravador ou uma filmadora, fazer uma dramatização com alguém, ou usar discussões planejadas. As discussões planejadas envolvem um momento e um espaço livre de distração, onde você possa discutir questões específicas com seu companheiro ou amigo, a fim de praticar as habilidades de comunicação que você está tentando dominar. Para algumas sugestões de formadores de comunicação em suas discussões

### *Seu Estilo de Comunicação Precisa Melhorar?*

Ninguém é perfeito, e isto se aplica à comunicação e também a outras coisas que fazemos. Mas há alguns estilos de comunicação que podem realmente afastar as pessoas. Preste atenção à maneira como você fala com os outros esta semana. Quantas vezes você se ouve usando alguns desses estilos de comunicação negativa?

- Resmungar
- Dar sermão
- Interromper
- Criticar
- Ironizar
- Ameaçar

Se você usa algumas destas práticas negativas, procure melhorar seu estilo de comunicação. Procure substituir as negativas por algumas práticas que promovem a comunicação:

- Ser claro e específico no que diz
- Usar mensagens "eu"
- Pedir *feedback* sobre o que você está dizendo
- Enfocar os aspectos positivos
- Fazer perguntas que estimulem respostas detalhadas:
  "Eu gostaria realmente de ouvir sobre..."
  "Você pode me contar mais?"
  " Você pode me explicar isto?"

planejadas, veja o quadro "Seu Estilo de Comunicação Precisa Melhorar?" Tente aplicar essas dicas a todas as conversas!

Ser um comunicador efetivo é difícil, mas se você aprende as habilidades apresentadas neste capítulo, pode aprimorar seu estilo de comunicação. Essas habilidades também vão aprimorar indiretamente o comportamento de seu filho de temperamento forte, porque você se comunicará mais efetivamente com ele e será capaz de discutir suas preocupações sobre ele com os outros.

# 14

# Tornando-se Mais Paciente

Os pais de filhos de temperamento forte relatam frequentemente que sua paciência é testada constantemente. Eles têm de lidar não só com os agentes estressantes típicos da paternidade, mas também com um filho que exige muito deles. As demandas constantes afetam praticamente a paciência de qualquer pai! Portanto, é normal às vezes perder a paciência e se sentir aborrecido, frustrado ou irritado.

Infelizmente, ser pai de uma criança com temperamento forte traz um problema difícil. O comportamento exigente de seu filho aumenta a chance de você perder a paciência, mas ele precisa que você seja mais paciente, porque essas crianças reagem melhor a pais que conseguem tratar de problemas com naturalidade. Quando você perde a paciência, perde o controle de lidar efetivamente com o comportamento de seu filho.

Perder a paciência, principalmente se isto acontece com frequência, pode criar problemas significativos a longo prazo, mesmo que às vezes isto pareça ter remediado a situação naquele momento. Quanto mais paciente você puder ser, principalmente diante do comportamento perturbador de seu filho, mais efetivo você será como pai. Entretanto, como você sabe bem, não é fácil.

Neste capítulo discutiremos a relação entre o que você acha do comportamento de seu filho e o quanto você é paciente. Entender essa relação forte vai ajudá-lo a se tornar mais tranquilo e, assim, ser um pai mais efetivo. Depois de discutir essa relação, apresentaremos maneiras de aprimorar sua paciência, mudando sua maneira de pensar. Lamentavelmente, mesmo depois de aprender maneiras de ser mais paciente, provavelmente você perderá a paciência outra vez, em algum momento. Portanto, também discutiremos suas atitudes quando perde a paciência. Finalmente, uma vez que as pessoas perdem a paciência com mais frequência quando ficam estressadas, concluiremos o capítulo com estratégias gerais para minimizar os efeitos negativos de estresse em sua vida.

## Paciência e Sua Maneira de Pensar

Quando você está com seu filho, provavelmente sente diversas emoções. Algumas são boas; outras nem tanto. A maioria dos pais pensa que esses sentimentos são causados pelo comportamento de seu filho. Suponha que ele tenha uma crise de birra em uma loja e você fique chateada. Você poderia concluir que a birra o levou a ficar aborrecida. Entretanto, essa birra não a aborrece *diretamente*. O que a faz ficar chateada é a maneira como você vê a birra.

Vamos examinar algumas maneiras diferentes de encarar a birra de seu filho. Se ele começa a fazer birra em público e você acha que ele deveria estar se portando bem, poderá considerá-lo mau ou inconveniente, o que a deixa irritada e a leva a gritar com ele. Além disso, poderia pensar que os outros a vêem como uma péssima mãe por não ser capaz de controlar seu filho. Como consequência questionaria sua capacidade de ser uma boa mãe, começaria a se sentir deprimida e não faria nada para lidar com o problema porque não tem confiança para agir. Uma terceira visão, mais adequada, é que seu filho está fazendo birra porque está cansado demais e precisa tirar uma soneca. Neste caso, provavelmente você não ficaria aborrecida, mas decidiria que é hora de ir para a casa para que ele possa dormir.

Como neste exemplo, não é o comportamento de seu filho que o deixa aborrecido e o leva a perder a paciência. Na verdade isso acontece pela maneira como vê o comportamento dele.

## *A Causa das Reações Emocionais dos Pais*

**O comportamento de seu filho não causa diretamente sua reação emocional.**

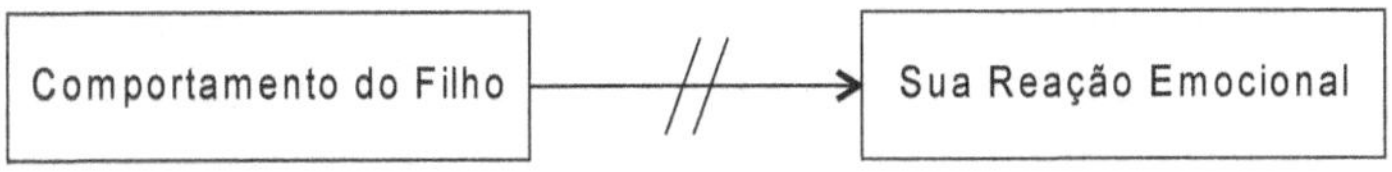


**Sua reação emocional depende de como você considera o comportamento de seu filho.**

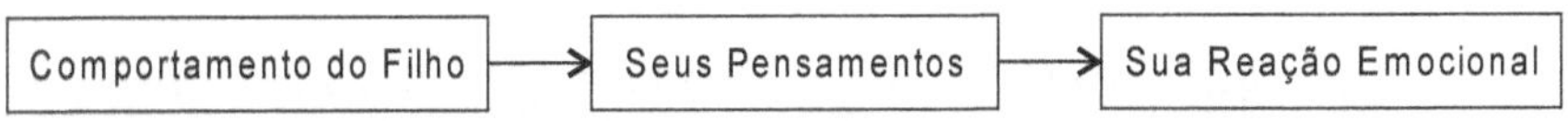


Veja o quadro "A Causa das Reações Emocionais dos Pais", que ilustra este ponto importante.

Certas maneiras comuns de pensar levam os pais a perder a paciência:

- "Meu filho nunca deveria se portar dessa maneira."
- "Sou mau pai se meu filho se comporta de certa maneira."
- "É terrível e não aguento quando meu filho se porta de certa maneira."
- "Meu filho se porta de certas maneiras que me fazem sofrer."
- "Meu filho deve se portar sempre bem."
- "Meu filho está sempre tentando me deixar nervoso."
- "Eu preciso ficar irritado para corrigir o comportamento de meu filho."

Se você tem pensamentos parecidos, correrá o risco de perder a paciência mais facilmente com seu filho. Então, preste atenção especial ao próximo bloco.

# Mudando Seus Pensamentos Negativos

Todas as crianças vão se comportar mal vez ou outra, ou fazer coisas que seus pais não gostam. Portanto, não é terrível nem desastroso quando seu filho não se comporta bem, a não ser que você esteja convencido de que isso é terrível ou desastroso, mas também não significa que você deva se contentar ou ser condescendente com o mau comportamento. Entretanto, você precisa ter uma perspectiva realista a respeito do comportamento de seu filho, e precisa evitar o pensamento negativo absoluto.

O *pensamento negativo absoluto* ocorre quando você começa a pensar negativamente sobre algo e a usar termos como *deveria, deve* ou *sempre*. Por exemplo, você pode pensar: "Meu filho nunca se comporta mal.". Mas todas as crianças vão se comportar mal. Se você acha que seu filho nunca se portará mal, está se preparando para perder a paciência e ficar irritado quando isso acontecer.

Muitos pais pensam em termos negativos absolutos. Se você é um deles, tente questionar e mudar essa maneira de pensar. Por exemplo, se você tende a pensar que o seu filho nunca deveria se portal mal, tente pensar de forma mais razoável quando isso acontecer. Você vai dizer para si: "Não gosto quando ele se porta mal.". Mas tente dizer: "Não gosto quando ele se porta dessa forma, mas posso lidar com isto.". Tente ainda ser realista e reconhecer que todas as crianças se portam mal e que isso não é tão terrível. Você não precisa gostar, mas admita que isso vai acontecer e que é indesejável — mas não terrível. *Terrível* é quando seu filho é acometido por uma doença com risco de morte, e não quando ele tem uma crise de birra no shopping!

Vamos examinar outra maneira comum de pensar em termos negativos absolutos: pensar que as outras pessoas acreditam que você é um mau pai quando seu filho se porta mal. Se você pensa assim, tente se questionar. A maioria dos pais tem experiências semelhantes e provavelmente é solidária com você em uma situação dessas. Mesmo que eles não entendam, você não precisa da aprovação de estranhos para saber que é bom pai e está fazendo o melhor que pode com um filho difícil, de temperamento forte. Tente substituir seu pensamento negativo absoluto por pensamentos mais realistas. Afinal, seu valor como pai não se baseia no comportamento de seu filho em lugares públicos!

Alguns pais que tendem a ter pensamentos negativos absolutos acham que ajuda começar a pensar de uma forma mais realista e útil quando seus filhos se portam mal. Aqui estão algumas frases:

- "Meu filho às vezes se portará mal, apesar de saber quais são as regras."
- "Quando meu filho se porta mal, tudo o que ele faz é violar uma regra."
- "Ficar irritado não me ajudará a lidar efetivamente com meu filho."
- "É indesejável e irritante quando meu filho se porta mal, mas não é terrível."
- "Posso lidar com essa situação mais efetivamente se ficar calmo."
- "Não sou um mau pai só porque meu filho quebrou uma regra. Todas as crianças quebram regras."

Essa fala interior realista ajuda a evitar a armadilha de ter pensamentos negativos habitualmente.

Outro tipo de pensamento negativo é fazer suposições negativas sobre as intenções do comportamento de seu filho. Um exemplo é achar que ele está se comportando mal para revidar alguma atitude sua. Embora isso possa acontecer de vez em quando, seus filhos raramente se portam mal para revidar ou para deixá-lo nervoso. Entretanto, quando você faz uma suposição dessas, é mais provável que você perca a paciência.

Tente não supor o pior. Na maioria dos casos, as crianças pequenas se portam mal para conseguir alguma coisa que querem ou para evitar algo que não querem fazer. Seus motivos costumam ser autocentrados e não incluem o desejo de aborrecer os pais. Às vezes, pode ser difícil acreditar nisto, mas é verdade!

## O Que Você Faz Quando Perde a Paciência

Quase todos os pais perdem a paciência de vez em quando. Mesmo que você tente realmente mudar seus pensamentos negativos, é provável que em algum momento perca a paciência e fique irritado. Se você pensa em termos absolutos que deveria ser paciente sempre e que é terrível quando perde sua paciência, pode se aborrecer ou ter depressão nesses momentos.

Ficar aborrecido ou deprimido por ter sido impaciente não o ajudará a ser paciente. Em vez disso, quando você perde a paciência, reconheça que isto é indesejável e ruim, mas também é humano. Esperar que você seja sempre paciente não faz sentido. Não dê desculpas por perder a paciência, mas reconheça e entenda que isso vai acontecer ocasionalmente.

Visto que você provavelmente perderá a paciência com seu filho no futuro, o que você pode fazer para minimizar os efeitos negativos? Recomendamos que você use os quatro *Rs* para controlar os prejuízos:

1. *Reconheça* que você perdeu a paciência.
2. *Retire-se* ou afaste-se da situação.
3. *Reveja* a situação.
4. *Responda* à situação.

O primeiro passo é *reconhecer*, assim que possível, que você perdeu a paciência. Uma vez que todos nós reagimos de forma diferente, tente identificar seus sinais pessoais que indicam que você está perdendo ou perdeu a paciência. Exemplos desses sinais poderiam ser: sentir o rosto queimar, cerrar os dentes, fechar o punho, acelerar o batimento cardíaco, suar, ou começar a elevar a voz. A chave é identificar que você está perdendo (ou perdeu) sua paciência o mais cedo possível, para que possa recobrar o controle mais facilmente.

A segunda etapa é *retirar-se* da situação assim que você reconhece que está perdendo ou perdeu a paciência. Se você está em casa ou em público com outro adulto que possa assumir a responsabilidade temporária pelo seu filho, ficar afastado por alguns minutos poderá funcionar. Evidentemente, não importa o quanto esteja furioso, você nunca deve deixar seu filho sem atenção em uma situação potencialmente perigosa, como ficar sozinho em um lugar público. Quando você não pode se retirar fisicamente da situação, tente dar um passo atrás — literalmente. Distancie-se alguns passos de seu filho e tente recobrar a compostura. Respire fundo e tente se acalmar o máximo que puder. Diga para si mesmo coisas realistas sobre o comportamento de seu filho: "Meu filho quebrou uma regra. Ficar irritado e perder o controle não me ajudará efetivamente a lidar com essa situação.". Essa fala interior positiva pode ser muito efetiva para você gerenciar a raiva e recobrar o autocontrole.

Uma vez recobrado o controle, faça uma pausa e *reveja* brevemente a situação. Pense no que aconteceu, como seus pensamentos o levaram a perder a paciência, e como você pode lidar melhor com a situação atual. Então, decida qual será a melhor maneira de reagir.

O último passo é confrontar a situação e *reagir* da maneira que você considera ser a mais adequada. Mantenha seu autocontrole, enquanto está reagindo à situação. Se você sente que está perdendo sua paciência outra vez, comece de novo e passe pelos quatro *Rs*: *reconhecer, retirar-se, rever* e *reagir*.

Tente passar pelos quatro *Rs* o mais rapidamente possível. Se você demorar muito para rever a situação, poderá perder sua chance de reagir mais efetivamente. Quando você se retira e revê a situação, não é pego em todos os detalhes da situação ou em todas as maneiras possíveis de reagir. Após resolver a situação, você poderá analisá-la mais detalhadamente e pensar nas respostas possíveis que não considerou inicialmente. Analisar a situação depois, quando você está mais relaxado, pode levar a ideias mais criativas que poderiam ajudar da próxima vez que você se confrontar com uma situação parecida. Desta vez, você se pergunta: "O que eu achei positivo na maneira de lidar com esta situação?" e "O que eu faria diferente da próxima vez?".

## Gerenciando o Estresse em Sua Vida

Enquanto você reflete sobre o comportamento de seu filho, outros fatores também influem em seu nível de paciência. São, na maioria, as fontes de estresse. Quanto mais estressado você ficar, menos paciente será. Se você puder reduzir seu estresse ou gerenciá-lo mais efetivamente, reduzirá a probabilidade de perder sua paciência. Inúmeras estratégias gerais podem ajudá-lo a gerenciar o estresse que a maioria dos adultos sente.

### *Identifique e Reduza os Fatores Estressantes*

Infelizmente, não podemos eliminar muitos dos agentes de estresse em nossas vidas. Em geral, devemos aceitar e trabalhar os fatores que causam estresse como problemas de saúde e responsabilidades no trabalho. Mas se você é como a maioria das pessoas, provavelmente haja inúmeros pequenos geradores de estresse em sua vida que você pode eliminar ou reduzir.

O primeiro passo é identificar o que contribui para o seu estresse. Faça uma lista de tudo que o afeta. Então, faça uma lista e marque os geradores de estresse que você pode mudar ou eliminar. Por exemplo, algumas pessoas ficam estressadas por assumir compromissos demais. Se este é o seu caso, comece a ser mais assertivo e a reduzir seus compromissos.

Lembre-se de que não só assuntos como finanças causam estresse. Para algumas pessoas, os constrangimentos do dia-a-dia são estressantes. Se você for assim, tente minimizar os pequenos embaraços. Organizar-se é fundamental. Tente planejar cada dia. Por exemplo, resolva todos os seus compromissos do dia em uma única viagem, em vez de duas ou três. Isto pode economizar muito tempo e reduzir o estresse.

Em síntese, o primeiro passo é identificar os agentes de estresse que você pode mudar. O passo seguinte é decidir exatamente quais as mudanças a fazer. Então, mãos à obra!

## Faça um Intervalo ou Quebre a Rotina

Se você tivesse de fazer uma lista das ocupações mais estressantes, poderia incluir profissões como policial, bombeiro ou médico. Embora esses cargos sejam estressantes, as pessoas que exercem essas funções têm tempo de folga para se recuperar do trabalho, raramente trabalham vinte e quatro horas por dia.

Agora, pense na atuação dos pais — principalmente no caso de terem um filho de temperamento forte — e lembre-se de que os pequenos geradores de estresse na vida frequentemente têm o maior impacto, o que acontece principalmente

### *Exemplo de Exercício de Relaxamento*

A técnica descrita a seguir envolve exercícios de visualização e de respiração. Esta breve descrição isolada não pode lhe fornecer as habilidades necessárias para atingir o nível de relaxamento necessário para reduzir significativamente sua tensão física, mas esperamos que isto lhe dê uma ideia do que pode envolver o treinamento de relaxamento.

Antes de praticar esta técnica, deite-se ou sente-se em uma cadeira confortável que ofereça apoio para sua cabeça. Elimine distrações, desligando a televisão e o rádio, tirando o telefone do gancho e escolhendo um local e uma hora em que não será perturbado.

Comece ficando em uma posição confortável, onde todas as partes de seu corpo, inclusive suas pernas, braços e cabeça, sejam apoiados. Não cruze as pernas. Feche os olhos. Inicialmente tente bloquear todos os outros pensamentos e se concentre apenas em sua respiração. Procure desacelerar sua respiração. Respire profundamente. Torne sua respiração suave, ou seja, inspire e expire lentamente. Tente criar um ritmo suave para sua respiração. Continue tentando bloquear todos os outros pensamentos e se concentre apenas em sua respiração.

Depois que sua respiração ficar relaxada e rítmica, imagine que uma pequena tensão está saindo de seu corpo cada vez que você exala. Imagine a tensão saindo de seus pés, pernas, costas, ombros, pescoço e de todo o seu corpo. Cada vez que você inala, imagine uma pequena onda de relaxamento espalhando-se por seu corpo da cabeça aos dedos dos pés.

Continue este exercício durante vários minutos. Então, imagine uma situação relaxante. Para algumas pessoas pode ser se deitar na praia ou em um campo olhando para as nuvens. A cena exata não é importante, contanto que seja relaxante para você. (Decida quanto à cena antes de começar o exercício de relaxamento, para que não tenha de gastar tempo e energia escolhendo uma cena quando você está relaxado.) O mais importante a lembrar enquanto você está imaginando sua cena é de tentar envolver todos os seus sentidos. Imagine que você esteja realmente lá. Imagine não só os aspectos visuais da cena, mas também os sons, cheiros e sensações. Por exemplo, se você se imagina na praia, imagine os sons das ondas, os pássaros e as crianças brincando ao longe. Imagine o cheiro de água salgada e talvez da loção bronzeadora. Imagine também a sensação do calor do sol sobre sua pele e o sentimento do vento ao soprar por seu corpo. Tente se colocar na praia mentalmente.

Depois de ter praticado durante cinco a dez minutos, você pode abrir os olhos e se concentrar no quanto se sente relaxado.

Use esses exercícios de relaxamento como descansos breves dos agentes estressantes diários em sua vida. Eles podem ser vistos como sonecas curtas que relaxam e renovam seu corpo. Com o tempo, e com treinamento, muitas pessoas aprendem a usar tais técnicas para ficarem relaxadas rapidamente em momentos de tensão.

quando o escape é pequeno. Visto dessa forma, ser pai e mãe é uma das tarefas mais estressantes no mundo. Somos pais vinte e quatro horas por dia, sete dias por semana. Muitos pais de crianças pequenas têm pouco tempo de folga dos deveres diários que envolvem a tarefa de ser pais.

Como pai ou mãe de um filho de temperamento forte, você precisa, portanto, dar um tempo na sua função. A maneira de fazer isto varia muito. Independentemente de como fazer, o objetivo principal é você passar algumas horas por semana fazendo algo que realmente lhe agrada. Sua atividade pode ser algo que você considera relaxante, como tirar uma soneca, ler, ir ao cinema ou estar com amigos. Outros tipos de atividades também podem ajudar. Para algumas pessoas, mudar e fazer algo diferente da rotina do *parenting,* ou seja, da ação de ser pais, ajuda muito. Por exemplo, fazer um trabalho voluntário fora de casa é uma forma de mudar totalmente. O importante é fazer algo que lhe agrade, para que você faça uma pausa regular ou mude o ritmo das demandas e dificuldades diárias de *parenting*.

## Aprenda a Relaxar

Quando a maioria das pessoas fica realmente estressada, ela mostra sinais de tensão física. Sintomas comuns são músculos tensos, dores de cabeça, respiração rápida e superficial e aumento da pressão sanguínea. Uma maneira de gerenciar o estresse é aprender a relaxar para reduzir essa tensão física.

Muita gente acha que já sabe como relaxar. Entretanto, o relaxamento efetivo é mais do que simplesmente se sentar em frente à televisão, fazer um intervalo para tomar café, uma cerveja ou um vinho com amigos. Estas atividades podem distrair uma pessoa do estresse ou ajudá-la a lidar com ele, mas em geral não reduzem a tensão física.

Uma técnica efetiva para combater a tensão física é aprender e praticar exercícios específicos de relaxamento (veja o quadro "Exemplo de Exercício de Relaxamento"). Há muitos tipos de exercícios de relaxamento. Alguns envolvem aprender a contrair e a relaxar grupos específicos de músculos, enquanto outros ensinam técnicas de respiração e visualização. Para esses exercícios de relaxamento serem mais eficazes na redução da tensão física, você deve praticá-los diariamente.

Há muitas maneiras de aprender técnicas de relaxamento. Profissionais especializados costumam ensiná-los individual-mente. Procure ajuda na comunidade ou em alguma organização que ofereça aulas de relaxamento ou de gerenciamento do estresse. Ou você pode aprender sozinho com um dos vários livros e fitas de áudio sobre o assunto.

## *Aprenda Estratégias Efetivas de Solução de Problemas*

Os problemas em nossas vidas, sejam no trabalho ou em casa, podem causar estresse extremo quando não sabemos como devemos lidar com eles e, como resultado, ficamos sobrecarregados. É menos provável que se sinta sobrecarregado se aprende e pratica uma estratégia para resolver problemas. Um processo de solução de problemas envolve as seguintes etapas:

1. Tente relaxar e permanecer calmo.
2. Defina claramente o problema específico.
3. Gere uma lista de soluções possíveis.
4. Avalie as soluções na lista.
5. Escolha a solução que você considera ser a melhor.
6. Implemente a solução e avalie o resultado.

Para usar este processo de solução de problemas efetivamente, tente permanecer relaxado. Quanto mais tenso e aborrecido você ficar, pensará com menos clareza e será menos efetivo para tratar do problema. Quando você estiver calmo, tente definir claramente o problema, pois muitas vezes analisamos apenas os sintomas em vez do problema exato. Uma vez definido o problema, faça uma lista das possíveis soluções. Nesta etapa, não pense se cada uma delas é boa ou ruim, ou mesmo se é realista. Você só quer fazer um *brainstorm* e chegar ao máximo de soluções possíveis.

Depois de ter esgotado seus pensamentos sobre as possíveis soluções, é hora de avaliar cada uma delas. Reveja cada solução e decida se é possível e se produziria o resultado desejado. Pense também nas repercussões negativas de cada uma. Depois de avaliar todas as soluções possíveis, escolha a que você acha que é a melhor, considerando todos os fatores. Algumas pessoas não conseguem se decidir porque nenhuma das opções é ideal. Se você é assim, lembre-se de que a maioria dos problemas não tem solução ideal (assim como não há filhos ideais!) e que você deve escolher a melhor possível para você, porque, se não consegue selecionar e implementar uma solução, o estresse prevalece. Finalmente, em algum momento depois de implementar a solução que você selecionou, avalie o resultado e como fez para tomar a decisão. Não deixe de elogiar a si mesmo se a solução que selecionou foi boa. Caso não seja, use a experiência como aprendizagem. Pense em outras soluções que poderiam ter funcionado melhor.

## *Descanse o Suficiente*

Todos se cansam vez ou outra, mas se sentir constantemente cansado pode ser um problema. E se você é como a maioria das pessoas, tem menos paciência quando está cansado. Pode ter dificuldade em ver as coisas objetivamente e usar habilidades de solução de problemas, e mais tendência para reagir exageradamente a certas situações. Estar cansado cria problemas que resultam em estresse ainda maior, então você deve descansar o suficiente para lidar efetivamente com isso.

Tente estabelecer um horário de sono consistente que lhe permita dormir o suficiente. Ficar acordado até depois da meia-noite todos os dias e levantar às 6 da manhã não ajuda muito. Você será capaz de conseguir mais realizações (principalmente em termos de qualidade) se descansar o suficiente, do que se ficar acordado regularmente até tarde para concluir atividades. Uma forma de fazer isto é estabelecer horários regulares para ir dormir e para se levantar.

Se você tem dificuldade em adormecer, poderá usar uma das técnicas de relaxamento discutidas neste capítulo. Tente também limitar o uso da cama só para dormir. Evite assistir à tevê, fazer trabalhos escritos, comer ou ler na cama. Faça essas coisas em outro cômodo. Dessa forma, você vai associar sua cama somente ao sono, o que pode diminuir o tempo que você leva para adormecer. Lembre-se, se você dormir o suficiente, se sentirá descansado, terá uma visão mais positiva das coisas e resolverá os problemas mais efetivamente.

## *Faça uma Dieta Equilibrada*

Você provavelmente já ouviu a expressão "Você é o que come.". Os méritos desta frase podem ser discutidos, mas não há como negar que uma boa dieta influencia na capacidade do seu corpo de funcionar perfeitamente. Uma dieta equilibrada fornece a nutrição exigida para seu corpo ter a energia e a saúde necessárias para funcionar bem. Caso contrário, pode resultar não só na falta de energia, mas também na incapacidade de seu corpo de lutar contra doenças.

Um dos grandes problemas com o estresse e a dieta é que muitas pessoas tendem a ingerir alimentos menos nutritivos quando estão estressadas. Comer mais lanches quando se está estressado pode estabelecer um círculo vicioso. Quanto mais estressado você fica, mais precários se tornam seus hábitos alimentares; quanto mais pobres forem seus hábitos, menos capaz seu corpo será para ajudá-lo a lidar com o estresse. Então, faça um esforço extra para comer refeições balanceadas e nutritivas, principalmente nessa fase.

## *Exercício*

Assim como a nutrição é importante para seu bem-estar geral, seu condicionamento físico também é. Quanto mais condicionado fisicamente você estiver, maior sua capacidade de lidar com demandas físicas do estresse. Infelizmente, quando estamos estressados, quase todos nós somos menos, e não mais, ativos fisicamente. Quanto menos ativo fisicamente você estiver, menos condicionado você fica, então os efeitos físicos do estresse serão maiores.

Muitas pessoas que fazem exercícios regularmente alegam que isto as ajuda a administrar o estresse. Há ainda evidências científicas crescentes de que o exercício fornece benefícios além do condicionamento físico geral. Por exemplo, as endorfinas (os hormônios que fazem você "se sentir bem") são liberadas depois de certo nível de atividade física ser atingido. Para isso, deve ser estabelecida uma rotina regular de exercícios, principalmente quando seu nível de estresse aumenta.

## *Desenvolva Sistemas de Apoio*

Não tente fazer isto sozinho! A vida pode ser muito difícil e estressante em certos momentos, e você precisa procurar o apoio de outras pessoas. Isto significa que você pode ter relacionamentos com pessoas com quem você conversa quando a vida está estressante ou formar relacionamentos com pessoas que possam oferecer um apoio mais tangível, como cuidar de seu filho ocasionalmente para que você possa fazer uma pausa. Lembre-se do ditado que mencionamos no Capítulo 12, "É necessária uma vila inteira para criar uma criança". Não tenha receio de pedir ajuda. É claro que um sistema de apoio efetivo precisa seguir ambas as direções. Não deixe de apoiar aqueles que o ajudam, ou o seu sistema de apoio será arruinado.

## *Mantenha um Senso de Humor*

Quando as pessoas estão estressadas, tendem a perder a noção de humor. Podem não ver graça no que está se passando em sua vida. Isto é ruim porque o humor pode ser uma boa ajuda para administrar o estresse. Rir de coisas e de nós mesmos pode nos ajudar realmente a manter uma perspectiva mais realista sobre o que está acontecendo conosco. Rir também nos faz sentir bem, e pode aliviar a tensão. Então, não tente se levar tão a sério, e procure ver humor na situação. Às vezes a risada pode ser realmente um remédio!

Você precisa de uma grande dose de humor quando tem um filho de temperamento forte. Essa criança pode realmente testar sua paciência. Entretanto, se você entende o papel de seus pensamentos e os muda quando necessário, é menos provável que perca a paciência. Mas caso aconteça, minimize os efeitos negativos, usando os quatro *Rs: Reconhecer, Retirar-se, Rever* e *Reagir*. Finalmente, ao avaliar e minimizar o estresse em sua vida, você aumentará sua paciência e tornará a vida mais divertida. As nove maneiras que recomendamos para administrar o estresse estão resumidas na Tabela 14-1. Desenvolver a paciência com um filho de temperamento forte não é fácil, mas é possível!

**TABELA 14-1**

### *Administrando o Estresse em Sua Vida*

- Identifique e reduza os geradores de estresse.
- Faça uma pausa ou mude o ritmo.
- Aprenda estratégias efetivas de solução de problemas.
- Descanse o suficiente.
- Aprenda a relaxar.
- Faça uma dieta balanceada.
- Faça exercícios.
- Desenvolva sistemas de apoio.
- Mantenha o senso de humor.

# 15

# *Desenvolvendo a Auto-Estima Positiva*

Jim e Jon são gêmeos, têm cinco anos e vivem com os pais e com uma irmã bebê.

A professora da pré-escola descreve os meninos como alunos muito queridos que estão academicamente adiantados em relação a seus colegas de classe. Ela também acredita que eles tenham talento artístico e musical acima da média. Os meninos regulam em termos de peso e altura. Ambos participam de vários esportes, embora suas capacidades atléticas sejam abaixo da média. Têm um bom relacionamento com seus pais e com a irmã, e a professora e os pais consideram os meninos atraentes, populares e bem-dotados.

Como você acha que Jim e Jon se classificariam em termos de auto-estima? Bem, é uma surpresa. Jim tinha auto-estima muito alta, enquanto a de Jon estava bem abaixo da média. Como isso pode acontecer?

## Como a Auto-estima se Desenvolve?

A auto-estima de uma criança começa a se desenvolver bem cedo, e continua a se desenvolver e a mudar pelo resto da vida. Portanto, como pais, vocês têm oportunidades diárias de ajudar seu filho a desenvolver a auto-estima positiva.

Antes de analisar os fatores importantes que influenciam seu desenvolvimento, vamos examinar a auto-estima mais atentamente. As crianças, como os adultos, podem ter realmente auto-estima positiva em algumas áreas, mas não em outras. Por exemplo, uma criança pode ter auto-estima positiva sobre sua popularidade e habilidades sociais e negativa sobre suas habilidades acadêmicas.

Embora possa ser subdividida em áreas diferentes, quando falamos sobre a auto-estima de uma criança, geralmente queremos nos referir à auto-estima geral, global. Em outras palavras, como ele se sente, em termos gerais, como pessoa? A auto-estima global depende de suas realizações em cada área e das áreas que a pessoa considera mais importantes. A auto-estima global de uma criança pode ser negativa mesmo que ela se veja positivamente na maioria das áreas. No exemplo deste capítulo, a diferença entre a auto-estima de Jon e de Jim veio do nível de importância que cada menino colocava em diferentes áreas de funcionamento. Jon via a capacidade física e atlética como a qualidade pessoal mais importante e queria ser conhecido como um bom atleta. Embora ele fosse excelente em outras áreas, sua auto-estima global era negativa devido ao seu fraco desempenho na área que ele mais valorizava. Seu irmão, Jim, via a popularidade e o desempenho escolar como as qualidades pessoais mais importantes e a capacidade física e atlética como secundária. Por isso, a auto-estima geral de Jim era muito positiva.

Como está claro, os dois fatores principais que contribuem para a qualidade da auto-estima de uma criança são suas realizações ou o nível de habilidade em várias áreas (como interações sociais, desempenho escolar ou esportes) e a avaliação relativa de sua competência nas áreas que ele considera mais importantes. Portanto, como pais, vocês devem se empenhar para ajudar seu filho a desenvolver as habilidades necessárias para atingirem o melhor de sua capacidade, focalizando suas forças e minimizando suas fraquezas, e ajudá-lo a se sentir bem com seus pontos fortes.

## Por Que a Auto-Estima Positiva É Importante?

É importante ajudar seu filho a desenvolver uma auto-estima positiva. A auto-estima dos filhos está relacionada a inúmeros resultados positivos na vida, inclusive o sucesso na escola, relações interpessoais positivas e a capacidade de resistir à pressão dos companheiros. As crianças com auto-estima positiva tendem a ter mais sucesso em quase todas as áreas da vida que as crianças com auto-estima negativa.

Algumas pessoas discordam, dizendo que a auto-estima positiva não leva a coisas como sucesso na escola, mas que o sucesso na escola leva a uma auto-estima melhor. Em parte, isto é verdade. A relação entre auto-estima e sucesso na vida vai em ambas as direções. Por isso, é importante você procurar tanto ajudar seu filho a ter sucesso, quanto lhe ensinar habilidades e a ver seu nível de habilidade positivamente.

## Maneiras de Desenvolver uma Auto-Estima Positiva

Desenvolver uma auto-estima positiva em crianças de temperamento forte é extremamente importante. Muitas dessas crianças recebem *feedback* negativo frequente e pouco *feedback* positivo. Com o tempo, essa situação pode começar a afetar a auto-estima da criança. Portanto, é importante que você, como pai, faça um esforço extra para desenvolver a auto-estima positiva de seu filho. Vamos examinar como você pode fazer isso.

### *Incentive os Interesses e as Capacidades de Seu Filho*

Todos nós temos forças e fraquezas, e também coisas diferentes em que estamos interessados. As crianças não são exceção! Embora você deva tentar expor seu filho a muitas coisas e atividades desde cedo, como pai ou mãe você também deve precisar desenvolver uma consciência das coisas em que ele tem mais interesse e de seus pontos fortes e fracos nessas e em outras áreas. Enquanto ele vai crescendo, continue a propiciar a exposição a várias coisas, mas incentive fortemente o desenvolvimento de habilidades em áreas onde ele mostra forte aptidão ou capacidade. Para algumas crianças isso pode ser um determinado esporte, enquanto para outras pode ser um hobby especial ou uma habilidade, como arte.

É importante tentar desenvolver mais as habilidades e interesses que parecem ser promissores. Isto vai ajudá-lo a se sentir melhor ou tão competente quanto outras crianças de sua idade, pelo menos em uma atividade. Isto não significa que você deve focalizar as atividades de seu filho apenas em uma área; ele deve ser exposto a várias atividades e áreas diferentes. Entretanto, à medida que seu filho vai crescendo, seus interesses e capacidades especiais se tornam mais evidentes. Quando isso acontece, incentive-o a concentrar tempo e esforço nessas áreas.

Procure ajudá-lo a perseguir os interesses *dele*, e não os seus. Não tente encaixar uma cavilha quadrada em um orifício redondo!

## *Faça Elogios e Dê Incentivos Frequentes*

Todos os pais querem que seus filhos se sintam bem com relação a si mesmos. Uma maneira de conseguir isso é elogiando e incentivando frequentemente seu filho. Se você acha que já elogia e incentiva bastante, considere que, em nossa experiência, vimos que muitos pais acham que elogiam e incentivam seus filhos, mas é muito menos do que realmente o fazem. Eles pensam frequentemente em seu filho de uma maneira positiva, sem comunicar esses pensamentos com clareza.

Tente fazer um esforço diário consciente para aumentar o número de vezes que você elogia e incentiva seu filho. A Tabela 15-1 sugere coisas que você pode dizer. Não tente usar apenas uma ou duas frases repetidamente. Usar muitas expressões diferentes de elogio e incentivo funcionará mais. Também, não focalize exclusivamente o elogio verbal. Ofereça muitas expressões físicas de elogio como dar um tapinha nas costas, fazer um afago no cabelo e dar um abraço. Essas manifestações não-verbais podem ser extremamente poderosas. Aplique os princípios que você aprendeu durante a se-

**TABELA 15-1**

***Trinta Maneiras de Elogiar e Incentivar Seu Filho***

- "Isto é bárbaro!"
- "Você está fazendo um excelente trabalho!"
- "É assim que se faz!"
- "Fantástico!"
- "Muito bem!"
- "Ótimo!"
- "Está indo bem!"
- "Você deveria se orgulhar de você!"
- "É assim que se faz!"
- "Nossa!"
- "Bom para você!"
- "Você está melhorando a cada dia!"
- "Eu sabia que você conseguiria!"
- "Você consegue!"
- "É isso aí!"
- "Você chegou lá!"
- "Formidável!"
- "Você soube como fazer!"
- "Você é tão bom nisto!"
- "Excelente!"
- "Está indo bem!"
- "Genial!"
- "Super!"
- "Você faz as coisas parecerem fáceis!"
- "Você é o melhor!"
- "Bom trabalho!"
- "Estou orgulhosa de você por se empenhar tanto!"
- "Gosto da maneira que você ouve!"
- "Superfantástico

gunda semana do programa de cinco semanas, quando você praticou fazer elogios e dar incentivos ao seu filho de temperamento forte (veja o Capítulo 7).

## *Reconheça as Realizações Normais de Seu Filho*

Todos nós gostamos que nossas realizações sejam reconhecidas. Não deixe de reconhecer as realizações normais de seu filho, esperando que ele faça algo excelente. Além de elogiar, pense nas outras maneiras de reconhecer as realizações dele. Por exemplo, coloque o trabalho de artes dele ou outro trabalho da pré-escola ou da escola na porta da geladeira. Você pode até considerar emoldurar alguns de seus melhores trabalhos de arte e pendurá-los em sua casa. (Isto gera uma longa conversa quando você recebe visitas!) Coloque outras coisas que ele faz ou monta em algum lugar de destaque da casa. Se possível, pegue uma das obras-primas de seu filho e leve para seu local de trabalho para que fique bem visível se ele o visitar. Também, envie o trabalho de seu filho a outras pessoas como avós ou outros parentes. Faça seu filho incluir coisas em presentes dados em ocasiões especiais, para familiares ou amigos chegados.

Reconhecendo as realizações normais, você ajuda seu filho a reconhecer suas próprias habilidades e a continuar seus esforços. Essa noção de realização é reforçada quando os trabalhos dele são expostos para que os outros também reconheçam as realizações dele.

## *Incentive Seu Filho a Tomar Decisões*

Um de nossos objetivos como pais é ajudar nossos filhos a desenvolver a autodisciplina. Ao incentivá-lo a tomar decisões desde pequeno, você pode ajudar seu filho a desenvolver não só a autodisciplina, mas também a auto-estima positiva. Tomando decisões, ele desenvolverá uma noção de autocontrole e realização, e com o tempo desenvolverá tanto uma noção de capacidade quanto de valor próprio. Se você como pai toma todas as decisões por seu filho pequeno, ele terá mais dificuldade para tomar decisões quando for mais velho. A mensagem que ele pode ouvir é que não é capaz de resolver algumas coisas ou que você não tem confiança em sua capacidade de tomar decisões. Além disso, ele nunca terá a chance de sentir o sucesso pelas boas decisões ou de fracasso pelas decisões erradas. Ambas são experiências importantes de aprendizagem!

Não estamos recomendando que seus filhos sejam responsáveis por grandes decisões ou pela maioria das decisões na vida deles. Entretanto, devem assumir responsabilidade para tomar algumas decisões desde cedo. Por exemplo, nos primeiros anos, você pode deixar seu filho escolher qual das camisas ele gostaria de usar. Limite o número de opções para ele, dizendo algo como: "Você prefere *esta* ou *esta*?". Opções demais podem sobrecarregar uma criança pequena e frustrar você — principalmente quando precisa esperar uma eternidade por uma decisão! Quando seu filho se sai bem regularmente ao selecionar uma de duas opções, dê a ele gradualmente mais opções. Quando ele crescer, permita que tome cada vez mais decisões em uma ampla variedade de áreas da vida. Resumindo, as crianças devem aprender a tomar decisões desde cedo e, à medida que vão crescendo, devem tomar mais decisões.

## *Deixe Seu Filho Assumir Riscos*

Naturalmente, os pais querem proteger seus filhos do fracasso. Mas você não estará fazendo um bem a seu filho se protegê-lo sempre, a ponto de não permitir que assuma riscos que possam levar ao fracasso. É claro que não estamos falando de assumir riscos que envolvam atividades perigosas, mas não tenha medo de deixar seu filho passar por algum fracasso. Ao assumir alguns riscos, ele aprenderá que pode fazer coisas que pensava não ser capaz. Assumir riscos com sucesso promove a auto-estima positiva. A chave é você tentar assegurar que a maioria dos riscos acabará em algo positivo.

Vamos examinar um exemplo. Muitos pais não deixariam seu filho de três anos carregar um prato do aparelho de jantar até a pia da cozinha. Entretanto, se você acha que há boa chance de seu filho de três anos fazer isso sem derrubar o prato, deixe-o tentar. Se ele conseguir, elogie e deixe claro o quanto você aprecia a ajuda dele na casa. Nesta situação, seu filho sentirá o sucesso em algo que não fazia antes e também receberá um elogio. Como resultado, ele se sentirá mais confiante em suas capacidades e satisfeito com sua contribuição em ajudar nas tarefas de casa.

O que aconteceria se ele derrubasse o prato? Bem, você sabia que havia risco de isso acontecer e estava preparado para não se chatear. Veja a quebra de um prato como um acidente e trate isso com naturalidade. É improvável que este fracasso, como qualquer outro acontecimento, tenha um impacto importante na auto-estima; somente o fracasso repetido abala a auto-estima. É por isso que você quer que seu filho tenha sucesso a maior parte das vezes. Aprender a lidar com o fracasso também é importante. Se você nunca permite que ele sinta o fracasso, é muito provável que ele tenha muita dificuldade mais tarde quando você não puder mais protegê-lo. Assim, tente ver o fracasso de seu filho como chance de ensiná-lo a lidar com isso. Para que o fracasso se torne uma experiência de aprendizagem, lide com naturalidade e elogie-o por seu esforço e não pelo resultado. Logo depois do fracasso, faça-o tentar uma tarefa em que provavelmente terá sucesso. Finalmente, diga a seu filho que fracassar é normal e acontece por várias razões, e não porque ele é uma má pessoa.

Em suma, a confiança de assumir riscos e ter sucesso em novas tarefas pode realmente estimular a auto-estima de uma criança. Ao mesmo tempo, um pouco de fracasso logo cedo na vida não é uma coisa ruim, principalmente se os pais ajudam o filho a ver pequenos fracassos como uma chance de aprender a lidar com a situação.

## *Dê Responsabilidades a Seu Filho*

Como discutimos no Capítulo 12, as crianças precisam crescer acreditando que dão uma contribuição significativa à sua família. Uma maneira de conseguir isso é dar a seu filho responsabilidades de casa desde cedo. Em muitas famílias isto pode significar dar a ele tarefas específicas que contribuem para a família e para a casa. Para uma criança pequena, o objetivo inicial é não fazê-la executar uma atividade com perfeição, mas ajudá-la a desenvolver uma noção de realização e contribuição no lar. Veja o quadro "Algumas Tarefas Sugeridas a Seu Filho Pequeno" para ter ideias.

Você pode fazer seu filho tirar o pó dos móveis em sua sala de estar. O objetivo é fazê-lo sentir-se bem em ajudar, e não fazer isto com perfeição. Primeiro, provavelmente você precisará oferecer muito incentivo e elogio para ajudá-lo a se sentir bem tirando pó e ajudando a família. Com o tempo, ele deve desenvolver mais disposição para fazer a tarefa, com a noção de que está contribuindo com a família.

Muitas vezes, os pais esperam até o filho crescer para introduzir tarefas. Então, ficam aborrecidos porque a criança não sente uma noção de responsabilidade para participar nas tarefas de casa. Uma noção de responsabilidade e desejo para contribuir com a necessidade da família precisa ser cultivada desde cedo.

Lembre-se, com seu filho pequeno, é importante não prestar tanta atenção ao resultado final. Inicialmente, você

**Algumas Tarefas Sugeridas a Seu Filho Pequeno**

- Ajudar a pôr a mesa de jantar. Para as crianças bem pequenas, isto pode envolver inicialmente apenas colocar um guardanapo na mesa para cada pessoa.
- Guardar os brinquedos.
- Ajudar a regar as plantas.
- Tirar o pó.
- Ajudar a aspirar tapetes, empurrando o aspirador ou recolhendo objetos, como sapatos, para que a mãe possa aspirar o tapete.
- Colocar roupas sujas no lugar certo, como no cesto da lavanderia.

pode precisar voltar e refazer o trabalho. Quando isso for necessário, não deixe que ele a veja refazendo o serviço. Se isto acontecer, a mensagem que receberá pode ser que ele não consegue fazer o trabalho e deixá-la satisfeita. Isto poderia diminuir, e não aumentar, a auto-estima dele. Lembre-se, o foco inicial para uma criança pequena é ajudá-lo a desenvolver uma noção de querer colaborar. À medida que ele cresce, focalize mais em como fazer o trabalho adequadamente.

## *Não Exija Perfeição*

Alguns pais acreditam que quando seu filho não é perfeito, isto reflete mal neles como pais. É extremamente importante para você aceitar o fato de que não existe criança perfeita, assim como não há adulto perfeito, muito menos pais perfeitos. Todos nós temos nossos pontos fortes e fracos. Se você espera a perfeição de si mesmo, está fadado ao fracasso. Da mesma forma, se espera que seu filho seja perfeito, vai ficar desapontado e ele vai aprender que nunca atenderá às suas expectativas. Como resultado, ele achará que não é bom o suficiente para agradá-lo. Visto que a maioria das crianças deseja agradar a seus pais, uma situação dessas o levará a desenvolver baixa auto-estima. E mais. Colocar pressão demais para que seu filho seja perfeito poderá resultar no inverso e ele ficará ressentido.

Não exija perfeição. Em vez disso, incentive o melhor esforço da criança. Lembre-se de que ela precisa saber que você a aceita, com falhas e tudo!

## Evite Descrever Seu Filho de Modo Incondicional

Tente resistir à tentação de falar sobre seu filho em termos absolutos, principalmente quando os termos têm conotações negativas. Evite dizer que ele faz algo *sempre* errado, ou *nunca* faz nada certo. Por exemplo, não diga "Você é sempre tão bagunceiro!" ou "Você nunca tem respeito por mim.". Os pais geralmente fazem afirmações absolutas quando estão aborrecidos com alguma coisa que o filho fez. Se você usa termos absolutos quando fala com as crianças, elas podem começar a se ver como "bagunceiras", "desrespeitosas" ou qualquer outro rótulo que você tenha aplicado a elas. Se elas acreditam que você acha que agem sempre de certa forma, poderão perder a motivação para mudar.

Em vez de usar termos incondicionais, enfoque o comportamento de seu filho dentro de uma situação particular. Descreva o que você observa naquela situação. Em vez de dizer "Você é sempre tão bagunceiro", diga: "Você realmente bagunçou seu quarto esta tarde". Isto não rotula seu filho como bagunceiro.

## Limite o Feedback Negativo

Ninguém, criança ou adulto, gosta de ser criticado. Só que muitos pais fazem afirmações mais negativas que positivas a seus filhos pequenos. Isto acontece principalmente com pais que têm um filho de temperamento forte. Você pode se ver dizendo repetidamente coisas como: "Não.", "Não faça isso." e "Pare com isso.".

Em algumas situações, os pais podem começar fornecendo *feedback* positivo, mas o resultado final é negativo. Um bom exemplo é quando um pai começa dando um *feedback* positivo, mas então o transforma em *feedback* negativo. Uma mãe poderia dizer: "Jake, você fez um trabalho tão bom recolhendo seus brinquedos — por que você não faz isto sempre? A maior parte do tempo eu tenho que lembrá-lo várias vezes para recolher seus brinquedos. Se você os recolhesse direto, eu não teria de ficar maluca nem gritar tanto com você.". Este tipo de *feedback* infelizmente será lembrado como crítica e reclamação. Os cumprimentos às avessas terão o efeito oposto àquele que você deseja.

Procure ser mais positivo no retorno que dá a seu filho. Para todo *feedback* negativo que você dá, tente compensar com três ou quatro positivos. Isto será um desafio, mas pode aumentar a auto-estima de seu filho e ajudá-lo a ver os aspectos positivos desse comportamento difícil. Comente as expressões adequadas da determinação, independência, assertividade e confiança de seu filho.

Outro tipo de *feedback* negativo é usar exageradamente a palavra "não". Muitos pais se habituam a dizer "não" a diversas pequenas solicitações de seu filho. Às vezes, eles parecem um disco riscado, tocando "não" sem parar. Há um ditado de que gostamos que trata do problema de dizer não como rotina a nossos filhos : Diga "sim" quando você pode e "não" quando você deve.

## *Não Faça Promessas Que Você Não Poderá Cumprir*

Quando você faz promessas e não as cumpre, seu filho pode acreditar que você não liga para ele nem o respeita o suficiente para cumpri-las. Se isto acontecer, ele pode começar a questionar seu próprio valor. E quando uma criança começa a questionar seu valor, sua auto-estima sofrerá.

Manter promessas também é importante por outra razão: você quer que seu filho o veja como honesto e sincero. Se você, como pai, for honesto e sincero, seu filho provavelmente desenvolverá esses traços, que a longo prazo vão ajudá-lo a manter sua auto-estima.

A maneira mais segura de manter sua palavra é pensar no que você está prometendo. Antes de falar, pense se tem certeza de que vai cumprir. Se a resposta for não, não prometa.

## *Ensine e Incentive Seu Filho a Usar a Fala Interior Positiva*

Tente incentivar seu filho a dizer coisas positivas sobre ele. Quando ele faz algo bom, ensine-o a dizer algo positivo como "Fiz um excelente trabalho!". Como você ensina seu filho a usar uma fala interior positiva? Como explicamos no

Capítulo 2, um dos métodos mais efetivos de ensinamento é a modelação. Para modelar a fala interior positiva, procure ocasiões durante o dia em que você possa se cumprimentar em voz alta. Essas situações não têm de ser ocorrências ocasionais em que você realmente se destaca, mas podem ser nas tarefas de rotina. Por exemplo, você pode dizer: "Acho que este sanduíche que acabei de fazer está uma delícia!". Então, quando você ouve seu filho dizer alguma coisa positiva sobre ele mesmo, não deixe de reconhecer isso e manifeste sua concordância. Quanto mais coisas positivas seu filho diz sobre si mesmo, mais ele acreditará nelas e internalizará esses sentimentos positivos.

Você também pode incentivar seu filho a usar uma fala interior mais positiva pela maneira como fornece um *feedback* positivo. Por exemplo, em vez de dizer "Estou tão orgulhoso de você por...", diga: "Você deveria estar tão orgulhoso de si por...". Tal frase de *feedback* positivo pode ajudá-lo a internalizar sentimentos positivos sobre si mesmo. Combine esse tipo de retorno com o *feedback* que expressa seus sentimentos sobre seu filho. Em termos ideais, você deveria oferecer uma mistura de *feedbacks* que transmite a mensagem de como você se sente e como seu filho deveria se sentir com as realizações e comportamento dele.

## Ensine Habilidades Sociais a Seu Filho

As crianças que têm boas habilidades sociais recebem muito *feedback* positivo dos adultos e das crianças com quem interagem. Como resultado, essas crianças tendem a ter auto-estima mais positiva. Algumas aprendem habilidades sociais efetivas com relativa facilidade, outras não. Se o seu filho parece ter dificuldade para interagir com os outros, você pode ensinar a ele algumas habilidades sociais básicas, mas lembre-se do nível de desenvolvimento dele. Por exemplo, é provável que você não tenha sucesso ao tentar ensinar uma criança de dois anos a ser colaboradora quando brinca com crianças da mesma idade.

Como acontece com tantas outras habilidades, o método mais efetivo de ensinar habilidades sociais é por meio da de-

### *Habilidades Sociais: O Que Você Pode Esperar?*

As crianças pequenas passam por diferentes estágios em seu desenvolvimento de habilidades sociais e para brincar. Embora ca-da criança seja única, aqui estão alguns padrões gerais:

- Aos dois anos, as crianças, em sua maioria, brincam sozinhas, mesmo que outras crianças estejam presentes.
- Entre dois e cinco anos, a brincadeira solitária é substituída gradualmente pela brincadeira paralela. Esta envolve crianças brincando em atividades parecidas perto umas das outras, mas não entre si.
- Entre cinco e sete anos, elas se engajam em brincadeiras mais colaboradoras, o que envolve o dar e receber que costumamos associar a crianças brincando juntas.

Entender o nível de desenvolvimento de seu filho o ajudará a saber quando o momento certo para tentar ensinar habilidades sociais específicas.

monstração e de *feedback* positivo. Por exemplo: se o seu filho tem dois anos, você pode ter um objetivo simples de brincar sem agressividade. Ou seja, na presença de outras crianças, seu filho estará envolvido basicamente em suas próprias atividades. Dentro desse exemplo, você quer elogiá-lo por períodos curtos de tempo durante os quais ele está brincando e não agarrando os brinquedos de outras crianças ou batendo nelas. Embora você não deva esperar que ele brinque colaborando com as outras crianças, certamente deve elogiar a troca de brinquedos e outros atos de colaboração.

Com quatro anos seu filho já deve ser mais flexível ao brincar com outras crianças, sem agredi-las. Isto não significa necessariamente que ele se engajará em uma atividade com outras crianças, como construir uma torre. Entretanto, ele pode partilhar blocos de Lego à medida que ele e outra criança constroem torres separadas. Sua função como pai é elogiar a brincadeira não-agressiva e a divisão de brinquedos entre as crianças, além de ser modelo de como ele deve partilhar. À medida que seu filho entra na faixa de cinco e seis anos de idade, inclua a modelação da brincadeira colaboradora e elogie-o por isso.

Ensinar suas habilidades sociais é uma maneira importante de promover a auto-estima positiva. Como pai, você está em condições de ensinar a seu filho habilidades que o ajudarão a fazer amigos e a se sentir bem consigo mesmo.

## *Fique com Seu Filho*

Ficar com seu filho transmite a mensagem de que você se importa com ele e adora estar em sua companhia. É impossível dizer simplesmente quanto tempo um pai deveria ficar com o filho em termos ideais. Famílias diferentes têm restrições diferentes quanto a isso, mas tente ficar o máximo de tempo.

Ainda mais importante que a quantidade de tempo é a qualidade do tempo que vocês ficam juntos. Passar horas assistindo à televisão com seu filho não é um tempo de qualidade. Este envolve se divertir com ele e dar-lhe atenção exclusiva. Como discutimos no Capítulo 12, se divertir com seu filho é muito importante porque transmite que você gosta dele e o valoriza. Essas mensagens positivas promoverão a auto-estima dele.

## *Aceite Seu Filho*

Um componente importante de estar em um relacionamento de amor e carinho é saber que você é aceito, apesar de todas as suas falhas. As crianças precisam sentir que seus pais as adoram independentemente de seu comportamento. Comunique continuamente amor e afeto a seu filho. Seu filho precisa saber que você o ama, embora não goste do modo que ele se comporta vez ou outra. Esta separação do valor pessoal de uma criança e de seu comportamento é especialmente importante para filhos de temperamento forte, pois seu comportamento é frequentemente uma fonte de dificuldade.

Em síntese, apresentamos inúmeras formas de você promover a auto-estima de seu filho que tem o temperamento forte:

- Incentive os interesses e as capacidades de seu filho.
- Elogie e ofereça incentivos frequentes a ele.

- Reconheça as realizações normais de seu filho.
- Incentive-o a tomar decisões.
- Deixe que ele assuma alguns riscos.
- Dê responsabilidades a seu filho.
- Não exija que seja perfeito.
- Evite usar termos absolutos ao descrever seu filho.
- Não faça promessas que não possa manter.
- Ensine e incentive seu filho a usar a fala interior positiva.
- Ensine habilidades sociais a ele.
- Passe um tempo com qualidade em companhia de seu filho.
- Aceite-o.

Essas técnicas se baseiam no fato de que a auto-estima de seu filho está ligada ao comportamento dele e às reações dos outros a esse comportamento. Portanto, além das estratégias apresentadas neste capítulo, as técnicas de *parenting*, ou seja, de criação dos filhos, que você aprendeu na Parte II para melhorar o comportamento de seu filho também aumentarão a auto-estima dele.

# 16

# Ajudando Seu Filho a Resolver Problemas com os Coleguinhas

Provavelmente você já deve saber que muitas crianças de temperamento forte parecem agir sem pensar. Além das características comuns dessas crianças como teimosia, persistência e independência, não é de admirar que elas tenham problemas frequentes em conviver com outras crianças. As habilidades que você aprendeu em nosso programa de cinco semanas o ajudarão a gerenciar e melhorar o comportamento de seu filho em geral, mas neste capítulo enfocaremos como você pode ensinar seu filho a pensar *antes* de agir — com colegas e mesmo com adultos.

O objetivo é ensinar seu filho *a maneira* de pensar, e não *o que* pensar. Você pode ensiná-lo a pensar nos problemas que surgem quando ele brinca ou faz alguma atividade com os outros. Por exemplo: ele pode aprender habilidades que o ajudem a decidir o que fazer quando outra criança arranca um brinquedo dele, se recusa a repartir ou diz algo que o ofende. Os benefícios dessas "habilidades de pensar" não se limitam a problemas de relacionamentos com outras crianças, mas servirão para a vida toda.

Embora você possa prever muitos problemas que seu filho enfrentará e seja capaz de discutir — e mesmo de dramatizar — como lidar com eles, não há maneira de prever todas as situações. Portanto, ensinar a seu filho uma maneira que o ajude a pensar e a resolver problemas que ocorrem nas interações dele com outras crianças será um enorme benefício, principalmente porque nem sempre você estará presente quando surgirem esses problemas.

Vamos examinar mais especificamente os benefícios potenciais de utilizar habilidades efetivas para a solução de problemas. Estudos indicam que é menos provável que as crianças capazes de resolver problemas efetivamente tenham menos conflito com outras e menos problemas de comportamento em geral. De fato, foi revelado que crianças pequenas que resolvem efetivamente problemas são menos agressivas, ficam menos frustradas e interagem mais positivamente com outras crianças. Quando uma criança tem mais sucessos na solução de problemas, também vai se sentir mais confiante e orgulhosa de si mesma e, depois de sucessos repetidos, sua auto-estima será aumentada. A criança que tem um método apropriado para lidar com problemas aprenderá a voltar àquele método quando ficar frustrada ou irritada em vez de agredir verbalmente, se fortalece e fica confiante em si mesma.

## Quando Posso Começar a Ensinar Essas Habilidades a Meu Filho?

Embora as habilidades de solucionar problemas possam ser aprendidas por crianças mais velhas, há evidências que quanto mais cedo você começar, melhor resultado terá. As pesquisas de Myrna Shure, na Hahnemann University, em Filadélfia (EUA), indicam que crianças de quatro anos podem aprender algumas "habilidades de raciocínio" básicas que podem ajudá-las a pensar antes de agir. Entretanto, é importante lembrar que embora você possa começar a ensinar essas habilidades cedo, pode levar muito tempo para seu filho dominá-las. Se ele parece estar tendo dificuldades para entender as habilidades que você está ensinando, ele pode não estar preparado em termos de desenvolvimento. Se está frustrado ou confuso, a melhor conduta pode ser parar, esperar alguns meses e então tentar de novo.

## Que Tipos de Habilidades de Raciocínio São Mais Importantes?

Myrna Shure e suas colegas descobriram dois tipos de habilidades de raciocínio que são especialmente úteis para crianças pequenas aprenderem. A primeira delas é pensar em *soluções alternativas,* que significa ser capaz de chegar a soluções diferentes para os problemas. A segunda habilidade é *pensar nas consequências,* que significa ser capaz de prever o que poderia acontecer em seguida, como consequência de alguma ação. Entre crianças pequenas, de quatro anos, por exemplo, aquelas que têm habilidades bem-desenvolvidas para pensar em soluções alternativas e nas consequências de suas ações são menos impacientes, agressivas e excessivamente emotivas.

## Estabelecendo as Bases: Ensinando a Seu Filho as Habilidades Preparatórias para a Solução de Problemas por Meio de Pares de Palavras

Antes de ensinar seu filho a estratégia de solucionar problemas, ele precisará entender certas palavras e conceitos, aos quais nos referimos como *habilidades preparatórias para a solução de problemas.* Quando trabalhamos com um pré-escolar, pode levar vários meses para ele entender esses conceitos e palavras até ser capaz de colocar a estratégia de solução de problemas em prática. O aspecto mais crítico de ensinar essas ideias a seu filho é que deve ser divertido — você precisa fazer disso um jogo. A maioria das crianças adora esses jogos (até jogos de palavras!) e desejará realizá-los cada vez mais. Por outro lado, se você não torna a aprendizagem divertida ou insiste demais nessas atividades, é provável que seu filho perca o interesse nelas e poderá resistir a aprender esses conceitos novos. Vá devagar e seja paciente! Planeje ensinar essas palavras e conceitos durante meses, em vez de seguir a tendência comum de tentar insistir alguns dias. Pense da seguinte forma: você está ensinando a ele habilidades para usar durante toda a vida. Ninguém pode aprender essas habilidades em poucos dias!

O primeiro passo é começar a ensinar seu filho a entender a distinção entre palavras e conceitos diferentes. Myrna Shure concebeu vários *pares de palavras* para ensinar essas habilidades preparatórias para a solução de problemas (se tiver oportunidade, consulte o livro, em inglês, de Myrna Shure e Theresa DiGeronimo, Pocket Books). Dependendo da idade e das habilidades cognitivas de seu filho, ele já pode ter algumas ou todas as habilidades preparatórias para a solução de problemas, discutidas a seguir. Focalize aquelas que ele não tem, ou se tiver todas elas, passe para a estratégia de solução de problemas.

## *É/Não É*

É importante seu filho entender o conceito do par de palavras *é/não é* para que ele possa aprender posteriormente se uma solução possível a um problema *é* ou *não é* boa. Ensine esse conceito fazendo jogos de palavras com seu filho. Comece dando a ele alguns exemplos como "(nome de seu filho) é um menino; ele *não é* um carro, *não é* uma casa.". Então, peça a seu filho alguns exemplos do que ele *não é*. Por exemplo: "Diga algumas coisas que você *não é*?" e então dê a seu filho uma frase como "(nome de seu filho) *não é* um...". Elogie-o quando ele apresenta exemplos adicionais e incentive-o a continuar. Lembre-se, faça disto um jogo, para que seja divertido!

Depois que seu filho começar a entender o conceito básico, faça mais jogos de palavras quando você estiver no carro, na mercearia, brincando com jogos, olhando figuras ou fazendo outras coisas com ele. Dando exemplos e estímulos conforme necessário, faça perguntas do tipo:

- O que você *pode* comer? O que você *não pode* comer?
- O que você *pode* erguer? O que você *não pode* erguer?

## *E/Ou*

Ao entender o conceito do par de palavras *e/ou* seu filho captará melhor alternativas como "Eu posso fazer isto" *ou* "Eu posso fazer aquilo" e "Eu posso fazer isto *e* aquilo". Você pode ajudá-lo a aprender esse conceito dizendo coisas como: "Eu estou pegando os vermelhos *e* os azuis". Faça a seu filho perguntas como "A flor é vermelha *ou* amarela?", "O homem está usando um chapéu *e* luvas?" e "Você quer o amarelo *ou* o verde?". Então comece a usar *e* e *ou* nas ordens que você dá a seu filho. Por exemplo: "Por favor, me dê seu chapéu *e* seus óculos escuros" e "Por favor, me passe um garfo *ou* uma colher". Novamente, lembre-se de se divertir, e, também, elogiar e incentivar!

## *Alguns/Todos*

O conceito do par de palavras *alguns/todos* permite às crianças entenderem que soluções para certos problemas podem funcionar apenas algumas vezes. Ensine a seu filho este conceito mostrando figuras e apontando *todos* que pertencem a um determinado grupo (por exemplo, *todas* as meninas) na figura. Ressalte que *algumas* pessoas têm cabelo preto e *algumas* têm cabelo loiro. Então, faça seu filho participar pedindo a ele que aponte *todos* os meninos, por exemplo, em uma figura. Depois que ele aprender esse conceito, comece a fazer perguntas para ajudar a aumentar esse entendimento. Faça perguntas como: "*Todos* os cães são marrons?", "*Alguns* dos cachorros são marrons?", "Chove *todos* os dias?" e "Chove *alguns* dias?".

## *Antes/Depois*

O conceito do par de palavras *antes/depois* permite às crianças começarem a compreender as consequências e a pensar nelas. Ensine a seu filho o conceito de *antes* e *depois* no contexto das tarefas diárias. Aponte coisas que você faz usando frases como "*Antes* de eu sair, preciso colocar meu casaco" e "*Depois* de jantarmos, comeremos a sobremesa". Então, comece a fazer perguntas como as seguintes: "Você coloca as meias *antes* de colocar os sapatos?", "Você coloca as meias *depois* de colocar os sapatos?", "Eu leio uma história na hora de dormir para você *antes* ou *depois* de você adormecer?" e "Você chora *antes* ou *depois* de machucar seu braço?".

## *Agora/Depois*

Entender o conceito do par de palavras *agora/depois* pode ajudar os filhos a lidarem com a frustração de ter de esperar por coisas. Você também pode ensinar este conceito a seu filho por meio de experiências diárias. Quando você está pronto para fazer algo, diga: "*Agora* vamos fazer...". Aponte coisas que você vai fazer mais tarde em afirmações como "Não vamos à loja *agora*; vamos à loja *mais tarde*". Depois de introduzir o conceito a seu filho desta forma, comece a fazer perguntas do tipo: "O que você está fazendo *agora*?", e perguntar de manhã: "É hora de dormir *agora* ou mais *tarde*?".

## *Igual/Diferente*

Entender o conceito de *igual* e *diferente* ajudará seu filho a aprender que algumas soluções possíveis a problemas são, na verdade, a *mesma* solução (por exemplo, dar pontapés e socos é essencialmente a mesma coisa) e vai ajudá-lo a começar a pensar em soluções *diferentes*. Comece a ensinar este conceito destacando coisas que são *iguais* e *diferentes* que vocês vêem quando estão juntos. Por exemplo, diga: "Aquelas duas crianças são *iguais* porque são meninas, mas são *diferentes* porque uma tem cabelo curto e a outra tem cabelo comprido". Então, comece a fazer perguntas a seu filho, como "As bolas são de cor *igual* ou *diferente*?" ou "Em que aquelas crianças são *iguais*? ... Em que são *diferentes*?".

É importante que a criança tenha uma compreensão básica dos pares de palavra descritos antes de ensinar a ela habilidades de solução de problemas. Lembre-se de que isto pode levar meses! Não tente apressar o processo. Tente não ficar frustrado se o seu filho está tendo dificuldades. Lembre-se também que algumas crianças podem não estar prontas, em termos de desenvolvimento, e precisarão de mais tempo para ser capazes de captar os conceitos. Você precisa usar as estratégias de solução de problemas para decidir como e quando ensinar essas habilidades a seu filho!

## Construindo a Fundação: Outras Habilidades Preparatórias para a Solução de Problemas a Serem Ensinadas a Crianças Mais Velhas

À medida que as crianças saem da pré-escola (dos cinco aos seis anos), começam a ter um entendimento melhor de "*Se-então*", ou de *relações causais*. Nesta idade, você pode usar o mesmo tipo de atividades e jogos com pares de palavras como os descritos, para ajudar seu filho a entender e a reconhecer relações "se-então" e emoções diferentes. Por exemplo, você pode fazer perguntas como as seguintes: "*Se* você jantar, *então* o que terá?" (sobremesa), "*Se* você correr demais, *então* o que poderá acontecer?" (ele cairá), e "*Se* você puxar o rabo do cachorro, *então* o que ele poderá fazer?" (mordê-lo).

Aproximadamente com a mesma idade (cinco a seis anos), as crianças também desenvolverão mais a capacidade de entender emoções diferentes (por exemplo: feliz, triste, maluco, assustado). Aprender a identificar e a entender como as outras pessoas estão se sentindo pode ter implicações importantes para seu filho entender as consequências de suas ações. Um bom primeiro passo é rotular sentimentos e emoções. Para emoções diferentes, você pode exibir expressões faciais para alegre e triste e perguntar a seu filho qual é o rosto alegre e qual é o triste, ou pode pedir para ele fazer uma cara alegre e uma cara triste. Seja o mais criativo que puder!

## A Estratégia de Solução de Problemas

Depois de ter dominado as habilidades preparatórias, você estará pronto para passar para a estratégia geral de solução de problemas. Essa estratégia é parecida com aquela que recomendamos que você use no Capítulo 14 "Tornando-se mais paciente". A estratégia básica de solução de problemas envolve fazer as seguintes perguntas:

1. Qual é o problema?
2. Quais são minhas escolhas (formas diferentes de lidar com o problema)?
3. O que provavelmente aconteceria para cada escolha?
4. Qual é minha melhor escolha?

Ensine a seu filho as quatro perguntas básicas, explicando cada uma e usando seus dedos como estímulos (segure um dedo para a pergunta 1, dois dedos para a pergunta 2 e assim por diante). Incentive e elogie seu filho por seus esforços à medida que ele mostra seus dedos e repete perguntas diferentes. Isto também ajudará a entender a natureza sequencial do processo de solução de problemas. Usar um nome especial para este processo de solução de problemas, como o Supersolucionador, pode ajudar.

Depois que seu filho aprendeu as quatro perguntas, comece demonstrando como ele pode usar a estratégia no dia-a-dia. Você pode começar contando histórias sobre outras crianças em situações particulares e o que aconteceu quando as crianças usaram ou não habilidades de solução de problemas. Você pode descrever situações que envolvem seu filho e um ou mais amigos; por exemplo, poderia dizer: "Suponha que você e o John estivessem discutindo por que ambos queriam brincar com o mesmo brinquedo.". Então, comece a estimular seu filho para usar o Supersolucionador para ajudá-lo a decidir o que fazer. Inicialmente, seu filho pode precisar de muita ajuda para trabalhar as perguntas. Aqui está uma transcrição de mãe e filho discutindo esta situação em particular:

*Mãe: Qual é a primeira pergunta do Supersolucionador?*
*Filho: Qual é o problema?*
*Mãe: Certo! (A mãe segura um dedo e encoraja o filho a segurar um dedo.) Então, qual é o problema entre você e John?*
*Filho: Nós dois queremos brincar com o mesmo brinquedo.*

*Mãe: Certo! Ambos querem brincar com o mesmo brinquedo.*
*Mãe: Qual é a segunda pergunta?*
*Filho: Quais são minhas opções? (A mãe encoraja-o a segurar dois dedos, fazendo isto ela mesma.)*
*Mãe: Sim! Você está indo bem. Então, quais são as coisas diferentes que você poderia escolher fazer?*
*Filho: Bem, eu poderia simplesmente agarrar o brinquedo.*
*Mãe: Sim, isto é uma coisa que você poderia fazer. O que mais você poderia fazer?*
*Filho: Eu poderia pegá-lo e fugir com ele.*
*Mãe: Sim, mas isto seria quase o mesmo que agarrá-lo. Você poderia fazer alguma coisa diferente?*
*Filho: Eu poderia contar para um adulto.*
*Mãe: O que mais?*
*Filho: Eu poderia deixar o brinquedo com ele.*
*Mãe: Sim, poderia. Você consegue pensar em alguma outra coisa que poderia fazer?*
*Filho: Eu poderia deixá-lo brincar com o brinquedo, e brincar depois com o brinquedo.*

É importante que seu filho gere uma lista de opções antes de começar a avaliá-las. Depois de chegar a todas opções diferentes, ajude-o a analisar cada opção e a decidir o que aconteceria se ele implementasse aquela opção. Por exemplo:

*Mãe: Qual é a pergunta 3?*
*Filho: O que aconteceria para cada escolha? (Mãe e filho segurariam três dedos.)*
*Mãe: Ótimo! Então, o que você acha que poderia acontecer se você agarrasse o brinquedo de John?*
*Filho: Eu acho que ele iria me bater.*
*Mãe: Então você acha que isto poderia ser legal para você?*
*Filho: Acho que não.*
*Mãe: O que você acha que poderia acontecer se você...?*

Depois de avaliar cada opção, chega a hora de seu filho decidir qual ele vai selecionar:

*Mãe: Qual é a pergunta 4?*
*Filho: Qual é minha melhor escolha? (Mãe e filho seguram os quatro dedos.)*
*Mãe: Realmente, você sabe muito bem essas perguntas! Então, qual é a escolha que você acha melhor?*
*Filho: Acho melhor deixá-lo brincar com o brinquedo agora e eu brincar com o brinquedo depois.*
*Mãe: Acho que você fez uma excelente escolha!*

Será importante passar por muitos, muitos exemplos com seu filho para que ele comece a dominar a estratégia. Ao aprender a aplicá-la, ofereça a ele cada vez menos assistência para que ele passe pelo Supersolucionador. Lembre-se que os pré-escolares vão ter mais dificuldade em aprender essa estratégia que os mais velhos e exigirão muito mais ajuda e tempo. Novamente, se o seu filho não está compreendendo o que fazer, ele pode não estar pronto, em termos de desenvolvimento. Se isso acontecer, espere vários meses e tente outra vez. Seja paciente! Seu filho acabará assimilando o processo. E, como dissemos, o Supersolucionador é uma estratégia que ele pode usar a vida toda para lidar com interações problemáticas com os outros. Uma conduta bem pensada é sempre melhor que uma reação por impulso, que frequentemente consiste de raiva e frustração!

Uma palavra final de advertência: não recomendamos usar esta estratégia de solução de problemas para resolver problemas de comportamento quando estiverem ocorrendo (por exemplo, quando seu filho estiver tendo uma crise de birra). Acreditamos que as técnicas em nosso programa de cinco semanas sejam mais efetivas para você tratar desses problemas imediatos. Entretanto, incentive seu filho a pensar nas soluções alternativas a problemas passados ou previstos. Com mais prática, há uma chance cada vez maior de que ele use o Supersolucionador sozinho da próxima vez que enfrentar um problema!

# Parte IV

# *Solução de Alguns Problemas de Comportamento Comuns: Recomendações Adicionais*

*Neste ponto, você deve entender melhor o comportamento de seu filho (Parte I), saber as habilidades básicas para tratar dos problemas de comportamento gerais que se apliquem ao comportamento (Parte II) e entender a importância de criar um clima positivo para a mudança comportamental (Parte III). Nesta parte final discutiremos como usar as habilidades básicas e outras estratégias para lidar com áreas específicas de problemas de comportamento para crianças de dois a seis anos.*

# 17

# Comportamentos-Problema Específicos

Entre os comportamentos-problema comuns em crianças de dois a seis anos estão as crises de birra, a agressão, problemas de comportamento na hora da refeição, problemas para se vestir, problemas no carro, problemas de sono e na hora de dormir, mentir e rivalidade entre irmãos. Selecionamos estas áreas específicas de problemas de comportamento para enfocar na Parte IV por que nossas pesquisas com pais indicaram que elas geram preocupação, principalmente pais de filhos de temperamento forte.

Antes de começar a ler nossas sugestões para lidar com esses problemas de comportamento específicos, é muito importante que você entenda que as estratégias que apresentamos na Parte IV devem ser usadas apenas em combinação com as habilidades e técnicas que aprendemos nas primeiras partes do livro. É o uso combinado de todas essas habilidades que vai ajudar a mudar aspectos negativos do temperamento forte de seu filho.

## Crises de Birra

As crises de birra são muito comuns, principalmente entre as crianças pequenas que têm o temperamento forte. A birra pode variar de choramingar a chorar, morder, chutar, atirar objetos e se jogar no chão. Algumas crianças chegam a prender a respiração até desmaiar. Quando fazem birra, em geral é com um objetivo específico. Ou seja, a birra normalmente é uma tentativa de ganhar atenção, conseguir ou evitar algo. Não importa qual a razão para a crise, você deve dizer à criança que isso é inaceitável.

Se o seu filho está inclinado a ter crises de birra frequentes, lembre-se de que você não será capaz de eliminá-las de uma vez. Todas as crianças fazem birra em algum momento. Seu objetivo deve ser diminuir a frequência dessas crises e sua intensidade. As recomendações a seguir podem ajudar:

- Dê atenção e elogie o comportamento adequado de seu filho. Isto reduzirá a probabilidade de crises. Use principalmente sua habilidade de atenção e de elogiar (Parte II) em situações frustrantes para a criança. Sempre que ela usa maneiras adequadas de lidar com a frustração em vez de ter uma crise, não deixe de reconhecer isso com elogio e atenção.
- As crises de temperamento tendem a ocorrer mais frequentemente quando uma criança está com fome ou cansada. Tente garantir um sono suficiente e uma alimentação regular.
- Procure um padrão na ocorrência dessas birras. Por exemplo, elas ocorrem mais à noite, quando seu filho está cansado, ou antes das refeições, quando ele está com fome? Se você identificar um padrão, deve tentar mudar os horários dele para diminuir a probabilidade de crises.
- Intervenha no início, antes de seu filho começar a fazer birra ou assim que possível, depois que ele já começou. A maioria das crianças não passa do comportamento adequado a uma crise de birra em questão de segundos. Mais frequentemente, elas se engajam primeiro em um comportamento inadequado como retrucar, chorar ou gritar. Na maioria dos casos, provavelmente você já saiba quando uma crise está para ocorrer. Sempre que tiver esse pressentimento, intervenha na hora — não espere.

- Ignore as birras. Isso não é fácil, mas assegure-se de que seu filho não receba atenção por seu comportamento inadequado. Ignorar não inclui deixar a criança sozinha quando isto é potencialmente perigoso. Não a perca de vista.
- Quando uma crise de birra ocorre, não deixe que ela funcione! Não deixe que seu filho se safe de qualquer responsabilidade, por causa de uma crise de birra. Se ele fizer birra porque você disse "não", não mude de ideia.
- Tente relaxar e permanecer o mais calmo possível enquanto seu filho faz birra. Aja como se estivesse no controle e lide com a situação com a maior naturalidade possível. Nunca grite nem ceda à birra.
- Reconheça o fato de que seu filho está aborrecido — mas apenas depois que ele se acalmar. Você pode dizer: "Sinto muito por você estar tão bravo, mas fazer birra é errado". Se o seu filho tiver mais de quatro anos, você também pode perguntar de que forma ele poderia lidar melhor com a situação que levou à crise de birra.
- Depois que a crise acabar, vá em frente. O episódio já passou.
- Ensine seu filho a se expressar com palavras. À medida que as crianças desenvolvem melhores habilidades de linguagem e a capacidade de expressar seus sentimentos e desejos, as crises de birra costumam diminuir.

## Agressão

Muitas crianças pequenas de temperamento forte batem, empurram, mordem, atiram coisas ou destroem objetos como meio de obter algo que desejam ou de fazer o que querem. Isso é mais comum nas crianças de dois a três anos. À medida que as crianças crescem, a agressão física tende a diminuir, enquanto, Infelizmente, a agressão verbal costuma aumentar. Felizmente, há algumas coisas que os pais podem fazer para limitar o comportamento agressivo:

- Dê atenção e elogie seu filho quando ele usa outros comportamentos que não a agressão para lidar com a frustração e com situações difíceis.

- Depois de passada a crise, tente ensinar a ele alternativas à agressão. Para uma criança de dois a quatro anos, ofereça algumas alternativas. Diga, por exemplo: "Quando você sente raiva, respire fundo e converse comigo". Para uma criança de quatro anos, encoraje-a a pensar em algumas maneiras de lidar com a situação que não sejam com agressão. Se ela tem dificuldade para ter ideias, você pode sugerir algumas adequadas.
- Limite o tempo que a criança vê televisão. Como discutimos antes, há uma alta incidência de agressão na mídia. Essa exposição vem de várias fontes, inclusive desenho animado, noticiários, programas no horário nobre, filmes, videoclipes e videogames.
- Limite a exposição de seu filho a atos reais de agressão. Tente evitar que ele conviva com crianças e adultos agressivos.
- Não deixe que um comportamento agressivo leve você a agir como a criança quer ou a ser capaz de fazer algo que ela deseja. Se ela agarra um brinquedo ou pega algo de outra criança, ela ou você deverá devolver aquele objeto imediatamente.
- Tente manter a calma ou lidar com o episódio agressivo da forma mais natural possível.
- Recorra ao isolamento imediatamente após o comportamento agressivo. Não faça uma advertência ao comportamento agressivo. Fazer isso é como dizer que a criança sempre pode dar um murro antes de receber qualquer punição.
- Reconheça os sentimentos de seu filho, mas deixe claro a ele que a agressão é inaceitável. Depois que você lidou com o comportamento agressivo, diga: "Eu sei que você está com raiva, mas não deve bater em ninguém mais — não importa o quanto esteja irritado".

## Problemas de Comportamento na Hora das Refeições

Algumas crianças pequenas se sentam e se levantam a toda hora enquanto estão à mesa, atiram comida, pegam comida com as mãos, comem com a boca aberta ou falam enquanto estão com a boca cheia. Qualquer um desses comportamentos pode ser muito frustrante para os pais, principalmente quando ocorrem continuamente. E quando esses comportamentos ocorrem, os pais costumam reagir reclamando ou ameaçando a criança. Esses padrões tornam as refeições desagradáveis tanto para pais quanto para filhos!

A medida mais importante que você pode tomar para melhorar o comportamento de seu filho durante as refeições é torná-las mais positivas. Infelizmente, para muitas famílias o jantar é uma hora em que os pais conversam um com o outro sobre problemas ou sobre o que fizeram durante o dia. Isto torna a refeição muito desinteressante para os filhos. E é nesse momento que os filhos aprendem que a melhor forma de ganhar a atenção durante a refeição é fazer algo inadequado. Para tornar a refeição mais agradável, faça um ritual interessante que envolva todos os membros da família. Por exemplo, cada um à mesa fala sobre seu dia. Para as crianças menores com habilidades limitadas de linguagem, a mãe pode ajudá-las a contar o que fizeram durante o dia. Tente focalizar as coisas positivas que aconteceram, e não os problemas.

As recomendações a seguir também podem ajudá-lo a gerenciar problemas de comportamento na hora da refeição:

- Você e outros membros da família devem modelar bons comportamentos nessa hora. Às vezes os pais ou irmãos mais velhos mastigam de boca aberta ou saem frequentemente da mesa. É difícil esperar que os filhos sigam regras durante a refeição quando os outros não as seguem.
- Não coma na frente da televisão. As refeições devem ser um horário para as famílias interagirem. Sentar-se na frente da tevê não facilita essa interação.
- Não permita que seu filho tenha qualquer brinquedo ou materiais de qualquer atividade à mesa durante a refeição.
- Se o seu filho se comporta mal durante as refeições, deve haver uma consequência imediata. Por exemplo, se ele atirar comida, deverá ser colocado "de castigo". Uma maneira fácil é empurrar a cadeira, com a criança sentada, para fora da mesa, e não dê mais atenção a ela.

- Se você chamar a atenção de seu filho três vezes durante uma única refeição, coloque-o de castigo e não deverá fazer lanchinhos até a próxima refeição.

## Problemas para se Vestir

Muitas das crianças de temperamento forte dão trabalho para se vestir. Essa atitude pode assumir a forma de resistência ativa de uma criança à pessoa que tenta vesti-la ou talvez por querer usar um tipo inadequado de roupa. Embora recomendemos dar às crianças uma opção para decidirem o que usar, colocar um casaco em um dia em que a temperatura é de 30º C é inaceitável!

Veja o que seu filho é capaz de fazer na hora de se vestir: aos dois ou três anos, a maioria das crianças mostra interesse em querer ajudar a colocar a roupa. Aos três, a maioria das crianças consegue pôr apenas as peças grandes. Aos quatro, geralmente conseguem abotoar botões grandes. Aos cinco, costumam ser capazes de se vestir, exceto dar laço nos sapatos, e todas elas conseguem tirar as roupas antes de aprenderem a colocá-las!

Com essas limitações em mente, aqui estão algumas recomendações para gerenciar os problemas de vestir:

- Se decidir o que vestir for um problema de manhã, tire as roupas que seu filho vai usar na noite anterior.
- Dê a seu filho a escolha do que quer usar — mas não dê opções demais. Em geral é melhor deixar os pré-escolares escolherem entre duas peças de roupa. Pergunte, por exemplo: "Você prefere usar esta camiseta vermelha ou esta azul?".
- Dê bastante tempo para seu filho se vestir. Em muitas casas, as manhãs são agitadas, e adultos e crianças se vestem correndo, pressionados pelo tempo. Entretanto, como provavelmente você bem saiba, é muito difícil fazer com que uma criança pequena e de temperamento forte se vista depressa. Em muitas famílias, quanto mais você tenta apressá-la, mais resistência ela oferece. Permitir tempo suficiente elimina o "fator pressa".

- Transforme a atividade de se vestir em diversão. Cante para seu filho pequeno ou ponha um CD para tocar. Distraia seu filho, fazendo-o olhar para a janela ou para um quadro na parede. Faça com que ele diga o nome das cores das roupas que você está colocando.
- Use atenção e elogio frequentes enquanto se veste. Por exemplo, diga: "Estamos colocando esta meia no seu pé e esticando-a bastante. Agora, estamos colocando a outra meia no outro pé, e puxando pelo seu tornozelo, esticando-a também. Agora, estamos passando sua calça pelos pés e puxando-a até a cintura."
- Para crianças que saem de casa de manhã para ir à escola, é importante estabelecer uma rotina regular de manhã. Por exemplo: quando seu filho acorda, deverá escovar os dentes, escovar o cabelo e depois se vestir. Ele não tem permissão para ver televisão nem para brincar até se vestir e ter tomado café.
- Se o seu filho tende a parar e não se vestir em um tempo razoável e tem pelo menos quatro anos, às vezes você pode tornar as rotinas matinais mais divertidas e efetivas, brincando de "Vencendo o Relógio". Marque o timer do microondas para um período de tempo razoável, para que a criança esteja vestida. Se ela for mais rápida que o relógio e se vestir antes de o alarme tocar, deve ser elogiada e talvez receber algum tipo de incentivo, como um adesivo ou o direito de escolher um item especial para o café.

Ao completar quatro ou cinco anos, seu filho deve estar assumindo mais responsabilidade por se vestir. Para ensiná-lo a se vestir, compre roupas que sejam fáceis de colocar. Tente evitar roupas com botões ou ganchos pequenos. Como seu filho está aprendendo a se vestir, não deixe de elogiá-lo. No início, você pode ensiná-lo colocando uma peça de roupa nele e então deixá-lo completar a tarefa. Por exemplo, você pode começar puxando as meias até o tornozelo dele e então deixar que ele as estique. Ou pode colocar a calça até os pés e deixá-lo puxá-la até a cintura. Faça muito elogio e dê atenção enquanto ele está aprendendo a se vestir.

## Problemas de Comportamento no Carro

Uma das situações mais frustrantes que os pais enfrentam é o mau comportamento no carro. Se a mãe está dirigindo, ela é limitada no que pode fazer para lidar com problemas de comportamento.

A recomendação básica para a viagem de carro é se assegurar de que seu filho esteja seguro. Use corretamente o banco do carro, cadeirão ou cinto de segurança, dependendo do tamanho da criança. Desde muito cedo, deixe claro que você não dará partida no carro até que todos, inclusive você, estejam com o cinto de segurança. Acidentes de automóvel são a causa principal de morte de crianças. A maioria delas poderia ser evitada se as crianças tivessem sua movimentação adequadamente restrita. As crianças que são acomodadas corretamente não só ficam mais seguras, mas também se comportam melhor enquanto estão no carro.

As táticas a seguir também podem ajudá-lo a evitar o problema de comportamento no carro:

- Pense em atividades que possam ser feitas no carro. Você pode manter um saco de brinquedos sempre à mão para que seu filho use apenas lá.
- Compre uma fita cassete ou CD de músicas que seu filho goste. Toque-o somente no carro e apenas quando ele está se comportando adequadamente. Assim que houver qualquer comportamento inadequado, pare a música até que ele tenha parado.
- Para viagens longas, leve salgadinhos e bebidas, jogos especiais e livros com figuras ou revistas antigas para seu filho. Para vencer a monotonia, você também pode cantar músicas especiais ou brincar de Espião com objetos dentro do carro, jogos de contar ou de alfabeto.
- Elogie frequentemente e dê atenção no carro quando seu filho está se portando bem.

Se ele se portar mal no carro, mantenha a calma. Estacione e coloque seu filho "de castigo" no banco. Ou seja, fique no carro, mas ignore-o totalmente até que tenha se acalmado e fique quieto. Depois disso, agradeça a ele por ter se acalmado, ligue o carro e prossiga a viagem. Quando você está pressionado pelo tempo, isso pode ser muito frustrante, mas seu filho precisa saber que não pode se portar mal no carro. Se ele se comporta mal no carro frequentemente, pense em sair mais cedo nas viagens para ensiná-lo a se comportar mais adequadamente.

Se você está viajando para algum lugar onde seu filho não quer ir, e ele se portar mal, continue sua viagem. Se ele tiver menos de três ou quatro anos, ignore-o o máximo possível. Se tiver cinco anos ou mais, imponha uma perda de privilégio. Você também pode usar "castigo" depois de ter chegado a seu destino; entretanto, o isolamento será muito menos efetivo se for adiado.

Se você tem mais de um filho no carro e eles começam a brigar, pare o carro e separe-os o máximo possível. Dependendo da idade, você pode deixar um sentado no banco da frente e um no banco de trás. Se pai e mãe estiverem no carro, um dos dois pode ficar com um filho atrás e deixar o outro filho se sentar na frente. Separar os filhos elimina muitos problemas.

## Hora de Dormir e Problemas de Sono

Embora a hora de dormir e dificuldades de sono tenham muitas variações, nosso foco aqui é em três problemas básicos: resistir à hora de dormir, se levantar frequentemente durante a noite, e ter pesadelos. Esses problemas de sono são os mais comuns entre crianças pequenas. Em muitos casos, são muito mais um problema para os pais do que para o filho — principalmente se você gosta de dormir! Quando problemas de sono ocorrem à noite, a família pode sentir um estresse significativo.

À medida que você determina se tem um problema e considera quais recomendações se aplicam a você, reveja as informações na Tabela 17-1. Essa tabela resume os hábitos de sono de crianças pequenas. Os números de horas dados

**Padrões Médios de Sono de Crianças Pequenas** — **TABELA 17-1**

| Idade | Padrão Médio de Sono |
|---|---|
| Dois anos | Onze horas e meia à noite mais uma soneca de uma hora e meia |
| Três anos | Onze horas à noite mais uma hora de sono |
| Quatro a cinco anos | Doze horas à noite (sem soneca) |
| Seis a sete anos | Dez a onze horas à noite (sem soneca) |

na tabela são médios, pois padrões de sono individuais variam substancialmente. Algumas crianças precisam de menos sono que a média, enquanto outras precisam de mais do que a média.

## *Problemas para Ir se Deitar*

Colocar uma criança de temperamento forte na cama é muito frustrante para muitos pais. Algumas crianças se recusam a ir para a cama, enquanto outras vão se deitar, mas ficam chamando os pais frequentemente ou vão para o quarto deles. Todas as crianças resistem a ir para a cama ou têm dificuldade para adormecer. Esse comportamento se torna um problema quando ocorre frequentemente.

**Rotinas e Rituais** A maneira básica de prevenir problemas na hora de dormir é tornar essa hora previsível e consistente. Comece estabelecendo uma hora para ir dormir. A maior parte das crianças com problemas para ir dormir têm um horário de sono inconsistente. É difícil para o corpo de uma criança estabelecer um ciclo de sono, a não ser que a hora de ir se deitar e a de acordar de manhã seja determina. Se o seu filho for para a cama uma noite às 8, na noite seguinte às 11, e na outra às 9, ele terá dificuldade em desenvolver bons hábitos de sono. Embora ninguém seja totalmente consistente com o horário de dormir, você deve pelo menos tentar manter a regularidade. Além disso, se a criança estiver tendo dificuldade para dormir, é melhor acordá-la aproximadamente na mesma hora diariamente, mesmo nos fins de semana.

Desenvolva ainda um ritual consistente na hora de dormir. Esta é uma rotina que você e seu filho deverão seguir todas as noites imediatamente antes de ele ir para a cama. Deve envolver cerca de quatro a sete atividades que são tranquilizadoras e relaxantes, como tomar banho, tomar um lanche, ouvir uma história, dar beijos de boa noite para todos da família e arrumar animais de pelúcia na cama. Esse ritual da hora de dormir deve durar entre dez e vinte minutos. Um ritual mais longo pode ser difícil de gerenciar todas as noites. Se o seu filho está tendo dificuldade para se acalmar à noite, veja se essas atividades ocorrem na mesma sequência todas as noites.

Alguns pais acham que brincar de "Correr contra o Tempo" pode ajudar a lidar com a demora do filho na hora de dormir. Os pais colocam o despertador para o limite de tempo que acreditam que seja razoável para completar a rotina da hora de dormir sem pressa. O objetivo não é fazer a criança se apressar, mas evitar demoras. Se ela está deitada e completou todas as suas atividades de rotina adequadamente antes de o relógio tocar, pode ouvir uma história extra antes de dormir. Se você usar essa conduta, não permita que seu filho tenha uma história extra se ele não vencer o tempo.

Ir para a cama é uma transição para as crianças. As transições podem ser difíceis para filhos de temperamento forte. Portanto, diga a seu filho, cinco a dez minutos antes, que logo chegará a hora de dormir. Faça a transição para a cama o mais tranquilamente possível. Uma maneira de fazer isso é planejar jogos e atividades para terminar na hora de dormir. Quando chega a hora, não permita qualquer demora.

Se o seu filho tem o hábito de pedir algo para beber ou expressa necessidade de ir ao banheiro depois que as luzes se apagaram, saiba evitar esses problemas. Não deixe que seu filho tome água antes de ir para a cama nem coloque um copo de água no criado-mudo dele. Veja se ele foi ao banheiro antes de ir se deitar.

Elogie e dê atenção à criança durante a rotina da hora de dormir. Dar atenção a seu filho enquanto ele tira a roupa, toma banho, e outras atividades de rotina expressa seu afeto e é um reconhecimento dos esforços dele.

Faça da hora de dormir um momento agradável com seu filho. Evite interrupções e não atenda ao telefone, de modo que a rotina possa ser o mais consistente e relaxante possível. Use esse horário para mostrar muito afeto físico a seu filho e expresse seu amor. À medida que a criança cresce, você pode falar sobre as boas coisas que aconteceram durante o dia e as boas coisas que acontecerão no dia seguinte.

**Dificuldade de Adormecer** Se o seu filho tem o hábito de deitar na cama e demorar uma ou duas horas para adormecer, mude temporariamente a hora de dormir para o horário aproximado que ele dorme naturalmente. Depois que ele for dormir regularmente mais tarde, mude gradualmente o horário para mais cedo. Entretanto é importante não mudar a hora de dormir de volta para mais cedo rápido demais. Se você está colocando seu filho na cama às 8, mas ele não dorme antes das 10, no início passe o horário de dormir para perto das 10 horas. Depois que ele está dormindo regularmente às 10, passe o horário novamente para 9:45 durante várias noites, e então diminua mais 15 minutos periodicamente. Continue esse procedimento até que a hora de dormir volte ao horário original de 8 horas. Se você tenta mudar a hora de dormir rápido demais, seus esforços podem fracassar porque o corpo de seu filho não está se ajustando gradualmente ao horário anterior de adormecer.

Se a criança ainda dorme durante o dia, examine quando essa soneca está ocorrendo. Se for no final da tarde, ela pode não estar cansada o suficiente para dormir no horário regular. Embora não recomendemos eliminar a soneca até que ela tenha pelo menos quatro anos de idade, tente adiantar esse horário para mais cedo e talvez diminuir o tempo de sono.

Se o seu filho, em vez de dormir, sai da cama e vai para seu quarto, faça-o voltar imediatamente. Não converse com ele nem expresse raiva. Pegue-o de costas, leve-o sem que olhe para você, para que ele não possa se aconchegar, e coloque-o de volta na cama. Nesse ponto olhe em seus olhos e diga firmemente: "Você precisa ficar no seu quarto".

Você não pode fazer seu filho adormecer, mas pode controlar a que horas ele vai se deitar e garantir que ele fique no quarto. A regra deve ser ficar no quarto dele. Insista para que fique na cama até dormir, evitando conflitos desnecessários. Se ele ficar no quarto, mas dormir no chão, perto da porta, logo aprenderá que a cama é mais confortável para se deitar.

Outro modo de mantê-lo no quarto antes de ir dormir é fechar a porta. Se ele estiver acostumado a ficar com a porta do quarto aberta, você poderá deixá-la aberta no início, quando ele for para a cama. Diga-lhe que se sair do quarto, você poderá colocá-lo de volta na cama e perto da porta. Fechar a porta dessa forma é um meio de fazer seu filho cumprir a regra de ficar no quarto, e não uma medida para puni-lo ou assustá-lo. Se você fechar a porta, coloque uma luminária no quarto, para que ele não fique totalmente no escuro. Verifique regularmente se está tudo bem (como será descrito adiante).

**Medos e Ansiedades** Se o seu filho expressar qualquer medo ou ansiedade em ir se deitar, como ter medo de monstros, é importante tratar dessa preocupação. Lembre-se, filhos pequenos têm imaginação muito ativa e às vezes têm dificuldade em separar a fantasia da realidade. Você pode usar isto para sua vantagem! Em vez de dizer que não há monstros, diga algo como "Meu papel como sua mãe é garantir que não haja monstros em nossa casa". Outra técnica que tem funcionado para muitas famílias é comprar um spray para perfumar o ambiente e forrar a lata com um papel onde você tenha desenhado um monstro com um X em cima e escrito *Repelente de Monstro*. À noite, antes de seu filho ir para a cama, você e ele podem borrifar o quarto para garantir que nenhum monstro entrará no quarto durante a noite. Evidentemente, essas técnicas serão menos efetivas quando seu filho crescer. Se ele mostrar medo ou ansiedade significativos em dormir, você poderia pensar em procurar ajuda profissional.

Se o seu filho está preocupado em se separar de você na hora de dormir, deixe-o saber que você irá ver se ele está bem. Você pode dizer a ele: "Se você estiver quieto, eu virei ver se você está bem daqui a cinco minutos". Diga também a seu filho que ele deve ficar no quarto.

Em muitas culturas, as crianças dormem com seus pais quando são bebês. Entretanto, se você quer que seu filho durma com você, então a decisão é sua. Há evidências sugerindo que embora algumas crianças façam a transição de dormir no quarto dos pais para dormir em sua própria cama naturalmente, outras têm dificuldade em fazer isso. Vimos várias famílias onde as crianças antes da adolescência e durante esse período ainda precisavam que um pai se deitasse ao lado delas para dormirem. Acreditamos que se o seu objetivo for fazer seu filho dormir sozinho, é mais efetivo fazer disso um hábito na vida.

Quando seu filho está indo para a cama facilmente e adormece rapidamente, é importante elogiá-lo de manhã. No início, você pode desejar oferecer um item especial para o café da manhã ou outro pequeno agrado. Não dê sermão nem reclame se ele não se comportou bem à noite. Focalize apenas a melhora de comportamento.

## *Acordar Frequentemente*

A maioria das crianças acorda várias vezes durante a noite, mas volta a dormir sozinha. Mas algumas crianças têm muita dificuldade para voltar a dormir. Na maioria dos casos, isto acontece porque elas desenvolveram hábitos inadequados para dormir desde cedo. Pelo menos em parte isto ocorre porque os pais as ajudaram a voltar a dormir, e acabaram não aprendendo a adormecer sozinhas. O objetivo é ajudá-las a dormir sozinhas. Ensinar seu filho a voltar para a cama sozinho envolve uma técnica como aquela para ajudá-lo a aprender a adormecer na hora certa. Além disso, ter um horário regular para ir se deitar e um ritual que pode reduzir os problemas relacionados a acordar durante a noite.

Se o seu filho está acordando frequentemente à noite, é importante que você o coloque na cama enquanto ele ainda

### *Ajude Seu Filho a Aprender a Adormecer*

Se o seu filho o chama, não responda imediatamente. Espere pelo menos três minutos antes de ir ver se ele está bem. Quando você vai, tente não pegar seu filho nem se deitar próximo a ele para ajudá-lo a adormecer. O problema de muitas crianças com dificuldade para dormir é que elas estão acostumadas a ter a ajuda dos pais nesse momento. Aprendem a contar com os pais, e não a adormecer facilmente sozinhas. Em vez disso, vá ao quarto para garantir a ele que você ainda está em casa e para ver se ele está bem. Fique no quarto não mais que um minuto.

Se ele chama novamente, espere cinco a sete minutos antes de voltar. Continue este ciclo, acrescentando alguns minutos antes de entrar até que você esteja esperando no máximo dez a quinze minutos entre uma visita e outra. Se você mudou temporariamente a hora de dormir de seu filho para mais tarde, ele ficará muito mais cansado e deve adormecer depois de um período de tempo relativamente curto.

Esse procedimento pode ser muito difícil para os pais. Em muitos casos, o filho pode chorar excessivamente. Todavia não há evidências de que isso vá prejudicar seu filho. Infelizmente, você ainda não pode discutir com seu filho sobre a necessidade de ele ir dormir. Esta técnica de esperar antes de ir verificar se ele está bem pode levar uma semana, mas se você persistir, ela pode ser muito efetiva. Se você ceder e pegá-lo ou deixá-lo adormecer com você, o problema pode piorar no futuro.

está acordado. Não o ajude a adormecer. Ele deve aprender a ir dormir sozinho. Use as técnicas descritas no quadro "Ajude Seu Filho a Aprender a Adormecer".

Se o seu filho sai da cama e vai para o seu quarto, siga o mesmo procedimento descrito anteriormente: Diga imediatamente que volte para a cama. Se ele não voltar, pegue-o de costas, para que ele não possa abraçá-lo. Leve-o imediatamente para a cama e diga firmemente: "Você precisa ficar no seu quarto". Você precisa fazer isso repetidamente até que seu filho fique no quarto dele. Ele deve perceber que você não vai ceder.

A primeira noite que você fizer isto pode ser muito cansativa; portanto, faça isso em uma noite em que você não precise ir trabalhar no dia seguinte. Embora difícil, essa técnica pode ser efetiva. Para uma maioria de pais esta técnica funciona na primeira semana e, em muitos casos, em três ou quatro noites. As duas primeiras noites em geral são as piores.

## *Pesadelos das Crianças e Terror Noturno*

Muitas crianças têm pesadelos ocasionais, principalmente entre três e seis anos. Os pesadelos acontecem durante a fase mais leve de sono, então muitas crianças acabam acordando. Quando isso acontece, elas podem ficar assustadas visto que têm dificuldade para diferenciar um pesadelo da realidade. Para ajudar a minimizar os efeitos assustadores de pesadelos, experimente as seguintes ideias:

- Quando o seu filho grita porque tem um pesadelo (é um grito que você vai reconhecer!), responda a ele o mais rápido possível. Garanta que você vai protegê-lo e mantê-lo seguro.
- Fique o mais calmo possível e use uma voz que o tranquilize para garantir que ele está seguro e que ficará bem.
- Fique com ele até que esteja relaxado e pronto para adormecer novamente.
- Se o seu filho não estiver totalmente acordado quando você vai para o quarto dele, e parece estar tendo um pesadelo, não o acorde. Fique com ele até que volte para um sono seguro ou acorde sozinho.
- Não deixe que ele vá para sua cama e fique lá depois do pesadelo. Isto pode se transformar rapidamente em hábito. Pode também transmitir a seu filho a mensagem de que a cama dele não é um lugar seguro.

As crianças pequenas têm dificuldade para entender que os pesadelos não são reais. Tentar dizer que o pesadelo é apenas um "sonho" raramente funciona. Tente explicar a seu filho o que é um sonho e que todas as pessoas sonham. Os pesadelos são normais, e a melhor coisa que você pode fazer é ajudar a criança a lidar com eles, relaxando e adormecendo.

Algumas crianças têm os chamados *episódios de terror noturno*. São muito diferentes de pesadelos. Embora os pesadelos aconteçam durante o sono leve, o terror noturno acontece nas fases de sono mais profundo. Ocorre tipicamente durante as quatro primeiras horas depois que uma criança adormece. Embora sejam raros, ocorrem mais frequentemente com crianças perto de quatro anos. O terror noturno costuma ocorrer com menos frequência à medida que a criança cresce. A causa exata de terror noturno é desconhecida. Entretanto, normalmente não são considerados perigosos nem de preocupação significativa. Durante um terror noturno as crianças parecem ficar muito assustadas. Podem se virar violentamente e parecem estar aterrorizadas. Embora seus olhos possam estar bem abertos, elas costumam estar dormindo. Por esta razão, quando os pais tentam acalmar uma criança que está tendo um terror noturno, vêem frequentemente que ela não os reconhece nem responde a eles.

Se o seu filho está tendo terror noturno, aproxime-se dele o mais rápido que puder, tente confortá-lo o mais que puder e evite que ele se machuque. Se ele resistir, não tente forçá-lo. Fique ao lado dele até que o terror noturno acabe e ele adormecerá tranquilamente. Tente se manter calmo! Pode ser ainda mais assustador se ele acordar durante o terror noturno, e você ficará aborrecido. Acender uma luz (não muito forte) no quarto de seu filho pode ajudar. Se ele acordar, reconhecerá você e o quarto e se acalmará mais rapidamente.

Visto que o terror noturno ocorre mais frequentemente quando as crianças estão supercansadas, garanta que seu filho descanse e durma bastante. Se o seu filho tem terror noturno frequentemente, converse com seu médico para descartar problemas físicos e para considerar formas de tratamento. Em alguns casos, têm sido usados medicamentos para tratar esse problema.

## Mentir

É muito comum as crianças pequenas mentirem. Isto acontece porque elas ainda não aprenderam que isso é errado. Parte da razão para os pré-escolares mentirem é que eles pensam que as pessoas são boas ou ruins. Acham que é impossível uma boa pessoa fazer algo ruim. Assim, para permanecer "bom" aos seus olhos, seu filho pode mentir. A maioria das crianças pequenas não mente para enganar, mas para se proteger de punição ou desaprovação. Portanto, use os episódios iniciais de mentir como oportunidade para ensinar em vez de punir.

As crianças pequenas dizem dois tipos de mentiras. O primeiro é aquele que você provavelmente considera uma "história inventada". Nesses casos, uma criança inventa uma história que não é verdadeira, ou exagera imensamente a verdade. Com as crianças mais novas, essas invenções são frequentemente o produto de sua imaginação e o resultado de sua incapacidade de diferenciar entre fantasia e realidade. Quando seu filho está lhe contando uma história inventada, ele está expressando frequentemente que desejaria que fosse verdade. Quando isso ocorre, em geral é melhor você não se importar, mas introduzir naturalmente uma dose de realidade à história de seu filho.

O segundo tipo de mentira que as crianças pequenas falam é para obter algo que desejam ou para evitar algo. Quando isto ocorre, ensine seu filho que mentir é errado e que é importante dizer a verdade. Aqui estão algumas maneiras de fazer isto:

- Seja modelo de sinceridade. Os pais mentem frequentemente, o que chamamos de "pequenas mentiras", e achamos que não há mal nenhum nisso. Um pai pode mentir sobre a idade de seu filho em um parque de diversões ou em um cinema, ou pode dizer a alguém que já tinha um compromisso e não pode cumprir uma tarefa. Quando seu filho ouve você dizendo essas mentiras, é difícil para ele achar que são diferentes das mentiras que ele diz. Portanto, tente ter cuidado e pare de mentir na frente de seu filho.
- Elogie a sinceridade. Sempre que seu filho é sincero quanto a algo que ele poderia ter mentido, não deixe de elogiá-lo. Ele precisa saber que você valoriza a sinceridade.
- Explique a seu filho por que dizer a verdade é importante. Comece ensinando a ele a importância de dizer a verdade desde que é bem pequeno. Diga que há consequências

negativas para as crianças que mentem. Ao discutir sobre a mentira, tente manter as explicações o mais concretas possível, e perceba que as crianças com menos de três ou quatro anos vão ter dificuldade em compreender o conceito de mentir. Dê exemplos concretos do que é dizer a verdade e dizer mentira.

- Tente manter a calma quando seu filho não está dizendo a verdade.
- Não deixe a mentira de seu filho funcionar! Se o seu filho mentiu para conseguir algo, não deixe que ele consiga isso.
- Tente ser coerente na maneira de lidar com a mentira. Adote uma regra coerente sobre mentir e como lidar com isso. À medida que seu filho cresce e sabe que está mentindo, deve haver alguma consequência por mentir (isolamento ou a remoção de algum privilégio).
- Evite humilhar seu filho por ter mentido. É natural que seu filho saiba que você está desapontado com ele. Entretanto, faça-o perceber que você está desapontado por ele ter mentido, mas que não está questionando o valor dele como indivíduo. Evite chamar seu filho de mentiroso.

## Rivalidade entre Irmãos

A rivalidade entre irmãos ocorre em todas as famílias. Isto é normal e, de fato, as crianças aprendem lições valiosas sobre como lidar com conflitos e resolvê-los. Quando seus filhos estão se importunando, tente perceber que eles estão aprendendo lições valiosas sobre como lidar com conflitos e resolvê-los. Seu objetivo como pai não deve ser eliminar a rivalidade entre irmãos, mas minimizá-la. A rivalidade geralmente é mais forte entre irmãos de mesmo sexo que têm de um a três anos de diferença de idade. Examinaremos duas ocasiões comuns para rivalidade entre irmãos: após o nascimento de um novo bebê e quando as crianças crescem.

### *Um Novo Bebê*

Depois do nascimento de um bebê, muitos irmãos mais velhos ficam com ciúmes e podem manifestar hostilidade.

Outras crianças podem regredir em seu comportamento. Por exemplo, se a criança já parou de usar fraldas, poderá voltar a usá-las depois do nascimento de um bebê. Outras crianças podem reagir se isolando ou procurando chamar a atenção, exigindo mais tempo e atenção dos pais. Isto é difícil para os pais, visto que estão tentando atender às novas demandas que o bebê exige. Felizmente, quando você está esperando outro filho, pode fazer coisas que ajudem seu filho mais velho a se adaptar a ter um irmão e minimizar, assim, a rivalidade:

- Prepare seu filho para o que esperar. Explique exatamente o que acontecerá quando você estiver no hospital e quem cuidará dele. Tente explicar todos os detalhes para que ele não fique preocupado. Diga como será o novo bebê, que os bebês choram muito e que também passam muito tempo dormindo. E, acima de tudo, diga que embora você passe muito tempo cuidando do bebê, nem por isso o ama menos.
- Deixe seu filho acompanhá-la às visitas de pré-natal e ouvir o coração do bebê.
- Se possível, faça qualquer mudança significativa em casa vários meses antes de o bebê chegar. Se o seu filho está usando um berço que você planeja usar para o bebê, tire o berço do quarto de seu filho vários meses antes de o bebê chegar. Diga a ele que estará ganhando uma cama de garoto grande, em vez de dizer que vai usar o berço para o bebê. Além disso, se as mudanças no quarto que você planeja fazer afetarem seu filho, faça-as bem antes da data prevista para o nascimento do bebê.
- Evite perguntar a seu filho se ele quer um irmãozinho ou uma irmãzinha. Ele não tem opção deste tipo! Se ele disser "não", você vai ficar realmente sem saída.
- Geralmente é melhor que seu filho saiba de sua gravidez já no segundo trimestre, quando o maior risco de aborto tenha passado.
- Tente não falar demais que o bebê será um companheiro para brincar com seu filho. Vai demorar muito até que o bebê seja capaz de brincar com ele, que pode ficar desapon-

tado quando o bebê nascer e não poder atirar uma bola ou participar de outros jogos imediatamente.

- Tente não assumir novas tarefas de desenvolvimento com seu filho, como tirar as fraldas perto do nascimento do bebê. Comece vários meses antes do parto ou espere vários meses depois do nascimento do bebê.

Você pode usar as seguintes recomendações depois que o bebê nasceu:

- Se possível, deixe seu filho ir ver o bebê no hospital.
- Deixe seu filho ajudá-la a cuidar do bebê. Tente tornar essa experiência agradável para todos vocês, usando comentários e elogios frequentes a seu filho quando ele está ajudando. Se ele não quiser ajudar, não o force.
- Os pais fazem frequentemente muito alarde para tirar fotos de bebês e fazer um álbum. Termine de montar o álbum de bebê de seu filho mais velho para que seja mostrado depois que o bebê nascer. Ele precisa saber que é tão especial quanto o bebê.
- Não deixe de passar momentos só com o seu filho mais velho. Como você sabe, ter um bebê em casa exige muito dos pais, e a criança mais velha pode ser ignorada facilmente. Encontre um horário para passar com seu filho mais velho fazendo atividades agradáveis que vocês faziam antes.
- Não ignore o comportamento agressivo. Se o seu filho for agressivo com o bebê, você deve lidar com esse comportamento imediatamente, isolando-o. Evidentemente, você também deve elogiá-lo por seu comportamento positivo com o bebê.

## *Quando as Crianças Crescem*

O tempo passa, mas a rivalidade entre irmãos continua a ser uma parte normal do relacionamento entre eles. Ocorre frequentemente porque as crianças estão competindo pela atenção dos pais, lutando pela posse de alguma coisa ou tentando ser vistos como superiores uns aos outros, de alguma forma. As recomendações a seguir podem ajudá-lo a minimizar seus efeitos negativos:

- É impossível tratar seus filhos de forma totalmente imparcial. Entretanto, você deve tentar comunicar a eles que reconhece seus traços singulares e suas realizações individuais.
- Tente passar um tempo com cada um deles regularmente. Desenvolva atividades diferentes e especiais para cada filho.
- Reconheça quando seus filhos estão convivendo bem, principalmente em situações difíceis em que eles poderiam brigar facilmente um com o outro. Use as habilidades de dar atenção e de elogiar.
- Evite comparar seus filhos. Embora cada um deles tenha seus pontos fortes e fracos, é muito importante que você não compare os filhos em relação a seus pontos fortes e fracos.
- Tente ignorar conflitos menores entre eles. Deixe-os resolverem sozinhos. Intervenha apenas se o conflito se torna físico ou excessivo.
- Quando seus filhos estão brigando, geralmente é impossível descobrir quem começou. A não ser que você tenha visto exatamente o que aconteceu e sabe de quem é a culpa, intervenha com ambas as crianças. Na maioria dos casos, ambas contribuem para uma briga. Talvez uma tenha dado o primeiro tapa, mas frequentemente a outra provocou. Não tente falar sobre a briga no momento em que está acontecendo. Primeiro, coloque as crianças de "castigo" e dê a elas a chance de se acalmarem. O motivo da briga pode ser tratado depois. Seu objetivo imediato deve ser separar os filhos e fazê-los ganhar autocontrole. Quando você usa o isolamento com duas crianças de uma só vez, coloque-as em áreas separadas para não continuarem brigando.
- Depois do isolamento, use o conflito como chance para ensinar às crianças habilidades mais adequadas de resolver problemas. Tente fazê-las identificar o problema e maneiras de lidarem com o problema de modo mais efetivo no futuro. As crianças menores podem precisar de algumas sugestões. À medida que as crianças crescem, incentive-as a dar suas próprias sugestões.

- Tente ignorar fofocas. Uma criança vai procurar os pais para contar sobre o irmão, quando achar que isto pode trazer problemas para seu irmão. Quando isso acontece, diga a seu filho para voltar ao seu irmão e tentar resolver a questão com ele. Você pode reconhecer os sentimentos de seu filho dizendo-lhe algo como: "Eu sei que você deve estar muito bravo.". Poderá perguntar a seu filho: "O que você acha que seria uma maneira boa de lidar com...?". Fazer esse tipo de pergunta para resolver o problema ajudará seu filho a pensar em como ele pode lidar com a questão.

## Conclusões

Apresentamos algumas soluções a problemas comuns que alguns pais têm com crianças de temperamento forte de dois a seis anos de idade. Evidentemente, a criança com esse temperamento exibirá muitos outros problemas. Mas agora você deve ser capaz de conceber soluções a esses problemas usando as estratégias propostas neste livro.

*Parenting*, ou seja, a tarefa de criar filhos, como qualquer outra atividade, exige esforço, planejamento e solução de problemas. É trabalhoso, mas pode ser divertido e recompensador.

Feliz *parenting*!

### *Para Lembrar*

*Daqui a cem anos não importará em que tipo de casa morei, qual era minha conta bancária, ou o tipo de carro que eu dirigia, mas o mundo pode ser diferente porque eu fui importante na vida de uma criança.*

*— Autor desconhecido*

# *Índice Remissivo*

*"Recomendo muito este livro a pais e a profissionais que trabalham com pais estressados de crianças de temperamento forte em idade pré-escolar. Rex Forehand e Nick Long são autoridades reconhecidas nacionalmente que trazem suas extensas experiências clínica e de pesquisa juntas neste livro excelente."*

*—Robert Emery, Ph.D.*
*Diretor, Center for Children, Families and Law, e Professor de Psicologia, Universidade da Virginia*

*"Um programa cientificamente comprovado, excelente. Os pais encontrarão aqui uma riqueza de conselhos práticos para criar crianças de temperamento forte."*

*—Russell A. Barkley, Ph.D.*
*Professor-titular de Psiquiatria e Neurologia, Universidade de Massachusetts*

*"Todos os pais se beneficiarão com a perspectiva abrangente e esclarecedora que este livro fornece de como ser um pai ou mãe eficiente, responsável e consciente."*

*—Susan G. O'Leary, Ph.D.*
*Professora-titular de Psicologia State University of New York em Stonybrook*

*"Um livro com uma abordagem excelente oferecendo um conjunto excepcionalmente claro de recomendações para os pais melhorarem o comportamento dos filho e a vida familiar."*

*—Michael C. Roberts, Ph.D.*
*Diretor e Professor-titular, Clinical Child Psychology Program, Universidade do Kansas*

*"Este é um livro excelente escrito por dois pesquisadores renomados que têm uma riqueza de experiência clínica e também conhecimento do que é ser pai."*

*—E. Gail Tripp, Ph.D.*
*Diretor de Treinamento Clínico, Universidade de Otago, Dunedin, Nova Zelândia*

*"Um livro imensamente importante para qualquer coleção de livros sobre como criar os filhos."*

*—Charlotte Johnston, Ph.D.*
*Professora Associada de Psicologia, University of British Columbia*

*"Como psicóloga e mãe de um filho com temperamento forte, tenho ensinado os princípios e técnicas descritos neste livro a mais de duzentas famílias e as utilizado em minha própria família com sucesso considerável. O que mais me impressiona tem sido o acompanhamento com famílias quinze anos depois de completarem este programa. Os pais relataram satisfação com o programa, um relacionamento melhor com seu filho e menos ocorrências de comportamento negativo da criança."*

*—Cynthia G. Baum, Ph.D.*
*Presidente, Arogosy University, Washington, D.C., EUA*

*"Este livro será de grande benefício aos muitos pais que se vêem enfrentando diariamente uma batalha com uma criança voluntariosa... O livro reflete a última palavra em psicologia clínica."*

*—Mark R. Dadds, Ph.D.*
*Professor-titular de Psicologia e Diretor de Treinamento Clínico, Griffith University, Austrália*

*"O material contido neste livro é a única abordagem que eu conheço que se fundamenta em uma base empírica sólida."*

*—Gerald Patterson, Ph.D.*
*Senior Research Scientist, Oregon Social Learning Center*

*"Os autores traduziram com sucesso complexas teorias e achados de pesquisa em um guia objetivo para pais. [É] escrito em um tom tão informal que o livro é de fácil leitura e assimilação."*

*—Kenneth A. Dodge, Ph.D.*
*Diretor, Center for Child and Family Policy e Professor-titular de Psicologia, Duke University*

*"Um programa testado empiricamente, único, para ajudar os pais e seus filhos pequenos... oferece otimismo a pais que se sentem frustrados com seus filhos de temperamento forte."*

*—Jornal do American Academy of Child and Adolescent Psychiatry*

*"Este livro integra com sucesso estratégias baseadas na clínica em [um] ambiente do mundo real, e é recomendado sinceramente."*

*—Child Psychology and Psychiatry Review*

*"Este livro maravilhoso é um guia prático e objetivo para os pais, para ajudá-los a entender melhor e a lidar com crianças de temperamento forte."*

*—Jornal do Child and Family Studies*